AF629122

AUS DER

ORTHOPÄDISCH-CHIRURGISCHEN PRAXIS.

VON

DR. OSCAR VULPIUS,

PRIVATDOZENT DER CHIRURGIE AN DER UNIVERSITÄT HEIDELBERG,
LEITENDER ARZT DER ORTHOPÄDISCH-CHIRURGISCHEN PRIVATKLINIK
UND DES REKONVALESCENTENHAUSES FÜR UNFALLVERLETZTE.

MIT ZAHLREICHEN ABBILDUNGEN IM TEXT.

LEIPZIG,
VERLAG VON VEIT & COMP.
1898.

Verlag von VEIT & COMP. in Leipzig.

GRUNDRISS DER HYGIENE.

Für Studirende und praktische Ärzte, Medicinal- und Verwaltungsbeamte

von

Dr. Carl Flügge,

o. ö. Professor der Hygiene und Direktor des hygienischen Instituts an der Universität Breslau.

Vierte, vermehrte und verbesserte Auflage.

Mit 96 Figuren im Text.

gr. 8. 1897. geh. 12 ℳ, geb. in Ganzleinen 13 ℳ.

„Seit dem Erscheinen der ersten Auflage des vorliegenden Buches, das damals den ersten Versuch einer gedrängten Darstellung der modernen Hygiene repräsentirte, sind mehrere Compendien der Hygiene erschienen, die vor dem „Grundriss“ das voraushaben, dass sie um einiges oder gar um vieles kürzer sind, ich sage voraushaben; denn in der That ist es unleugbar ein Vorzug, wenn der gleiche Inhalt in knapperer Form geboten wird. Vor der Bearbeitung der neuen Auflage habe ich mich gefragt, ob ich den „Grundriss“ nicht auch entsprechend kürzen müsse. Aber ich habe mich dazu nicht entschliessen können. Noch jetzt gilt nach meiner Meinung, was ich in der Vorrede zur ersten Auflage ausgeführt habe: knapp gefasste Lehrsätze sind in der gegenwärtigen Entwickelungsphase der Hygiene nicht geeignet, den Lernenden zu einem eigenen Urtheil in hygienischen Fragen zu erziehen; vielmehr ist dazu vielfach eine ausführliche Begründung der Lehrsätze und eine Kritik der gegentheiligen Anschauungen unerlässlich. Bei zu knapper Fassung wird daher ein Lehrbuch der Hygiene leicht zu einem, vorzugsweise zum Einlernen für das Examen geeigneten Repetitorium. Soll dagegen das Lehrbuch Interesse und wirkliches Verständniss für die Hygiene wecken, und nicht nur Studirende, sondern auch Aerzte und Medicinalbeamte mit dem heutigen Stande der Wissenschaft vertraut machen, so eignet sich nicht die compendiöse Fassung, die in anderen mehr abgeschlossenen Disciplinen zulässig ist.“

Aus dem Vorwort zur vierten Auflage.

DIE

LOCALISATION DER GEISTIGEN VORGÄNGE

INSBESONDERE

DER

SINNESEMPFINDUNGEN DES MENSCHEN.

Vortrag, gehalten auf der 68. Versammlung deutscher Naturforscher und Ärzte zu Frankfurt a. M.

von

Dr. Paul Flechsig,

o. ö. Professor der Psychiatrie an der Universität Leipzig.

Mit Abbildungen im Text und einer Tafel.

8. 1896. geh. 1 ℳ 60 ₰.

Schildbach, Dr. C. H., Die Skoliose. Anleitung zur Beurtheilung und Behandlung der Rückgratsverkrümmungen. Mit 8 Holzschnitten. gr. 8. 1872. geh. ℳ 3.—.

AUS DER

ORTHOPÄDISCH-CHIRURGISCHEN PRAXIS.

VON

DR. OSCAR VULPIUS,
PRIVATDOZENT DER CHIRURGIE AN DER UNIVERSITÄT HEIDELBERG,
LEITENDER ARZT DER ORTHOPÄDISCH-CHIRURGISCHEN PRIVATKLINIK
UND DES REKONVALESCENTENHAUSES FÜR UNFALLVERLETZTE.

MIT ZAHLREICHEN ABBILDUNGEN IM TEXT.

LEIPZIG,
VERLAG VON VEIT & COMP.
1898.

Druck von Metzger & Wittig in Leipzig.

Vorwort.

Die Veranlassung zu den folgenden Mitteilungen ist allerdings den Beobachtungen zuzuschreiben, die an dem im Laufe eines Jahres meiner Anstalt zugegangenen Krankenmaterial angestellt werden konnten. Doch ist dies kleine Heft keineswegs aus der Absicht entstanden, die in einer jungen Privatklinik während eines Jahres geleistete Arbeit in Zahlenreihen und Tabellen zu gliedern. Auch war es nicht der Wunsch allein, den sich für die Anstalt interessierenden Kollegen über die Behandlung der eingewiesenen Kranken zu berichten.

Die Form eines Jahresberichtes wurde vielmehr nur darum gewählt, um auf Grund frischer Eindrücke und Erlebnisse eine Reihe von Fragen und Aufgaben der modernen Orthopädie mitten aus der praktischen Arbeit heraus und darum lebhafter und anregender besprechen und schildern zu können, als es eine theoretische Erörterung vermöchte. Sollte es gelingen, durch diese Zeilen das Interesse für unsere Spezialwissenschaft und die Bethätigung desselben in der Praxis zu mehren, so wäre ihr Zweck erreicht.

Heidelberg, Herbst 1897.

O. V.

Inhalt.

Einleitung.

Die orthopädische Chirurgie hat ihren Aufschwung in der jüngsten Zeit verschiedenen Umständen zu danken: Durch die ausgiebige Heranziehung chirurgischer blutiger und unblutiger Methoden wurde in die Behandlung mancher wichtiger orthopädischer Gebrechen neues Leben gebracht. Auf der anderen Seite gelang es einer vervollkommneten Technik, mit Hilfe von Apparaten ungeahnte Erfolge zu erzielen.

Und schließlich wurde das Krankenmaterial erheblich vermehrt durch die Menge von Unfallverletzten, deren möglichst vollkommene Wiederherstellung durch eine Kombination chirurgischer und physikalisch-mechanischer Heilmethoden als eine in ihrer einschneidenden Wichtigkeit mehr und mehr gewürdigte Aufgabe sich darbot.

Aus diesen allgemeinen Betrachtungen schon ergiebt sich einmal, daß die Behandlung orthopädisch Kranker und Unfallverletzter vielfach die gleiche ist, und daß darum die Vereinigung derselben in einer Anstalt auch auf die Vollständigkeit des Krankenmaterials Einfluß hat. Ferner aber leitet sich daraus die Notwendigkeit ab, eine solche Anstalt sowohl für mechanische wie für chirurgische Heilverfahren einzurichten.

Diesen Verhältnissen entsprechend besitzt unsere Anstalt eine Abteilung für Unfallverletzte, die von Kassen, Berufsgenossenschaften, öffentlichen und privaten Versicherungsanstalten eingewiesen sind, und eine Abteilung mit drei Klassen für orthopädisch-chirurgische Kranke.

Die Zahl der vom 1. Juli 1896 bis 1. Juli 1897 stationär behandelten Unfallverletzten betrug 130, der ambulant behandelten 30, der zur Begutachtung eingewiesenen Verletzten 95, insgesamt 255.

In die orthopädisch-chirurgische Station wurden während des gleichen Zeitraumes 274 Kranke aufgenommen, darunter 30, die wegen der Folgen von Verletzungen eintraten.

Hierzu kommen 150 ambulant behandelte orthopädische Fälle, so daß die Gesamtfrequenz dieser Abteilung 424 beträgt.

Im Ganzen passierten also die Anstalt während des Berichtjahres 679 Patienten, von denen 404 im Hause an 11 533 Tagen verpflegt wurden, so daß die durchschnittliche Belegziffer 31 Betten, die durchschnittliche Verpflegungsdauer 28 Tage betrug.

Es wurden 410 Gipsverbände angelegt, 250 Operationen mit 230 Narkosen ausgeführt. Einen Todesfall hatten wir während des Jahres nicht zu beklagen (wohl aber bald nach Ablauf desselben, vgl. Kap. 3). Die Zahl der Massagen betrug gegen 19000, die Anstaltswerkstätte lieferte etwa 300 einfachere und kompliziertere orthopädische Apparate.

Der Betriebsumfang gestattete es glücklicherweise, daß etwa die Hälfte der Kranken unentgeltlich behandelt, viele zu ermäßigtem Preis und gänzlich Unbemittelte umsonst verpflegt werden konnten. Freilich mußte doch manches unausgeführt bleiben, weil die Mittel nicht ausreichten. Es wäre sehr zu wünschen, daß auch bei uns wie vielerorts im Ausland die öffentliche und private Wohlthätigkeit sich der armen Verkrüppelten annehmen und ihr trauriges Los nach Kräften lindern möchte.

Erstes Kapitel.

Über orthopädische Apparate.

Wie schon zu Beginn unserer Zeitrechnung, so bestanden noch bis vor kurzem die orthopädischen Apparate im allgemeinen und wesentlichen aus Schienen, die mit Gurten an Rumpf oder Glieder angeschnallt wurden und entweder nur als Stützen dienten oder als Träger für Pelotten, Federn u. dgl.

Es ist leicht einzusehen, daß einmal die Befestigung dieser Schienenapparate eine mangelhafte und zugleich für den Blutumlauf schädliche war, und daß ferner der zirkumskripte Pelottendruck entweder stark und unerträglich oder schwach und wirkungslos sein mußte.

Die modernen Apparate haben zwei bedeutungsvolle Vorzüge, sie sind Hülsenapparate und Modellapparate. Indem sie der ganzen Peripherie eines Gliedes sich anschmiegen, gewinnen sie einen ähnlich festen Halt wie ein künstliches Gebiß am Kiefer, und dadurch, daß sie auf einem dem Körper nachgebildeten Modell gearbeitet werden, erzeugen sie keinen lästigen Druck und hemmen die Blutzirkulation nur in geringem Grade. Völlig unschädlich sind auch sie nicht, das müssen wir stets bedenken und dementsprechend unsere Patienten zu regelmäßiger Massage des betreffenden Körperteiles anhalten, damit keine störende Atrophie eintritt.

Wir gewinnen ein Modell dadurch, daß wir Gipsbinden lose und faltenlos um den Körper wickeln und den Verband nach dem Erhärten liniär aufschneiden, abnehmen und nun mit Gipsbrei ausgießen. Holzmodelle vom Bildhauer herstellen zu lassen, ist sehr kostspielig und hat sich als unnötig herausgestellt.

Auf dem geglätteten Modell wird nun die Hülse gewalkt aus einem Material, das möglichste Beständigkeit mit großer Leichtigkeit vereinigt.

Wir verwenden hierzu Leder oder in jüngster Zeit ein besonderes Präparat, Hornhaut genannt, das große Dauerhaftigkeit, Härte und vollkommene Widerstandskraft gegen Nässe besitzt.

Die einzelnen Hülsen werden durch möglichst leichte Schienen verbunden, die nach allen Richtungen verstellbar sind. Die Gelenkscharniere müssen sauber und solide gearbeitet sein, da sie der Abnützung und dem Druck am ehesten ausgesetzt sind. Man hat gelernt, an diesen Schienen eine Reihe von Vorrichtungen anzubringen, die das eine mal eine erhöhte Standsicherheit oder eine Stellungskorrektur bewirken, ein andermal gelähmte Muskeln ersetzen sollen. Die Apparate gestatten, kranke Gelenke, z. B. der unteren Extremität, sicher festzustellen und sie zu entlasten, so daß ein schmerzloses Umhergehen möglich ist (Fig. 1, s. S. 11). Von wie großem Vorteil diese ambulante Behandlung für die Kranken und für die Krankheit ist, erhellt aufs deutlichste, wenn wir hier ein Kind mit tuberkulöser Coxitis im Extensionsverband zu Bette liegen, dort ein anderes mit dem gleichen Leiden sich fröhlich im Freien bewegen sehen, gestützt von einem Apparat, der sogar unseren Blicken völlig entzogen unter der Kleidung getragen werden kann.

Wir begreifen aber auch, nachdem wir die Herstellungsmethode kennen gelernt, daß eine orthopädische Anstalt ohne Werkstätte im Hause nicht erfolgreich arbeiten kann. Wir haben z. B. eine Hüftkontraktur gestreckt und uns einen Modellverband genommen für den später zu tragenden Hülsenapparat, ehe wir den Gipsverband anlegten. Bei Gelegenheit des ersten Verbandwechsels rufen wir den Mechaniker in das Operationszimmer, um Hülsen und Schienen anzupassen. Sobald er dies beendigt, sichert uns ein neuer Gipsverband die erzielte Stellungskorrektur so lange, bis der Apparat fertig gestellt ist. Wieder im Operationszimmer kann letzterer schließlich mit dem Verband vertauscht werden.

Ein derart ineinandergreifendes Arbeiten von Arzt und Bandagisten verspricht gewiß unendlich mehr für den Patienten, als wenn dieser dem Bandagisten nach oder gar behufs der Kur überwiesen wird.

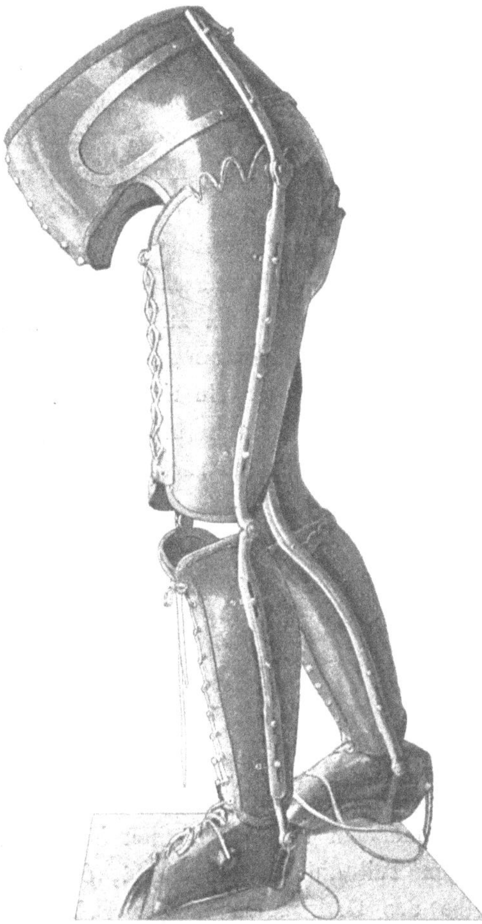

Fig. 1. Große Hülsenapparate für einen Patienten mit Arthritis deformans.

Solche Apparate sind schön und gut, aber auch teuer und darum nicht überall zu verwenden. Man kann sie aber auch wohl entbehren, wenn es sich um nicht gelenkig gegliederte Apparate handelt, wie z. B. Korsette, Hüft- oder Kniehülsen. Hierfür haben wir mit größtem Vorteil die Cellulose verwendet, die, mit dünnem Leim dem Modell angepreßt, sehr leichte und dabei so feste Hülsen giebt, daß eine Verstärkung mit Schienen durchaus unnötig ist.

So läßt sich auch mit einfachen Mitteln oft viel erreichen, ja mehr bisweilen als mit den erstbeschriebenen Schienenhülsenapparaten, zu denen uns geführt zu haben HESSING's unzweifelhaftes Verdienst ist.

Ich kann nicht umhin, den Namen dieses gewiß verdienstvollen Mechanikers zu nennen, so beschämend es für uns erscheinen mag, eines Laien Schüler zu sein. Wirklich schämen müßten wir uns nur, wenn wir die neue technische Idee nicht aufzufassen und festzuhalten, nicht mit unserem ärztlichen Wissen und Können zu kombinieren und dadurch zu vervollkommnen vermöchten. Gerade dies letztere fehlt eben HESSING durchaus, so erhaben über den ärztlichen Stand er sich auch dünkt. Und eben weil er sich nicht nur neben den Arzt, sondern über denselben zu stellen versucht, und ferner weil er aus seinem Können ein geldbringendes Geheimnis zu machen sucht, darum ist er ein richtiger Kurpfuscher, allerdings ein genialer. Ihn zu unterstützen haben wir Ärzte gewiß keinen Grund, wenn wir auch rückhaltlos sein technisches Talent anerkennen.

Zweites Kapitel.

Über die seitliche Rückgratsverkrümmung.

Daß eine gewisse Abneigung gegen spezialistische Beschäftigung mit Orthopädie auch heute noch, wenn auch in abnehmendem Maß vorhanden ist, daran ist zum nicht geringen Teil die Ansicht schuld, daß die hauptsächliche Aufgabe des Orthopäden in der Behandlung der Skoliose mit Heilgymnastik und Massage bestehe, und daß diese Beschäftigung ebenso einförmig und langwierig als undankbar und vergeblich sei.

Und doch ist dies eine Kette von Irrtümern, aus Vorurteil und Unkenntnis entsprungen.

Wie vielerlei Krankheitsbilder führt uns die Orthopädie zu, und wenn auch unstreitig die Skoliose das häufigste Leiden darstellt, so entdeckt doch der Kundige einschneidende Unterschiede von einem Fall zum anderen, die unser Interesse zum mindesten ebenso in Anspruch nehmen, wie etwa verschieden farbige Varietäten einer Blumenart. So kann von einer Einförmigkeit des Krankenmaterials keine Rede sein, und damit ist, wenn anders wir zu individualisieren verstehen, auch die Therapie eine wechselvolle. Mühevoll freilich ist die Behandlung, und Zeit und Geduld gehört dazu, um einen Erfolg zu erzielen. Erfolge aber bekommen wir regelmäßig, wenn die Kur mit voller Energie und Hingabe aller Beteiligten unternommen und durchgeführt wird.

Wir haben im letzten Jahre über 100 Skoliosen zu behandeln gehabt, allein kaum bei der Hälfte erlaubten es die äußeren Umstände, die Therapie in vollem Umfang anzuwenden. Wirkliche Freude haben wir erst erlebt, seitdem die Behandlung stationär durchgeführt werden konnte. Nur die ständige Überwachung der Patienten, nur die Verwendung des ganzen Tages zu Kurzwecken verspricht ein Gelingen. So unwahrscheinlich es klingen mag, so richtig ist es, daß die hier in der Stadt wohnenden Kinder, obwohl sie die Vorteile längerdauernder Behandlung am Ort haben, doch geringere Aussicht auf Wiederherstellung oder Besserung haben als Auswärtige. Anforderungen der Familie, der Schule, der Geselligkeit lassen sich nicht beseitigen, sie bedingen fortdauernd Störungen und Ablenkungen, die ein gutes Resultat vereiteln. Die von auswärts Kommenden aber, losgelöst von allen häuslichen Beschränkungen, bringen der Kur ihr ungeteiltes Interesse entgegen und nützen ihren klinischen Aufenthalt weit besser aus.

Die Aufnahme in die orthopädische Anstalt stellt also die Grundbedingung einer Kur dar.

Diese Kur nun muß einmal die ätiologischen Momente berücksichtigen, die Schwäche der Muskulatur wie des Skelets, und zwar gilt dies ganz besonders für beginnende Verkrümmungen. Schwere Fälle aber erfordern außerdem eine Bekämpfung der einzelnen symptomatischen Faktoren, in die wir das Bild einer ausgeprägten Skoliose zerlegen können. Seitliche Biegung der Wirbelsäule, Verdrehung derselben, einerlei, ob wir sie als Torsion oder Rotation auffassen, seitliche Ver-

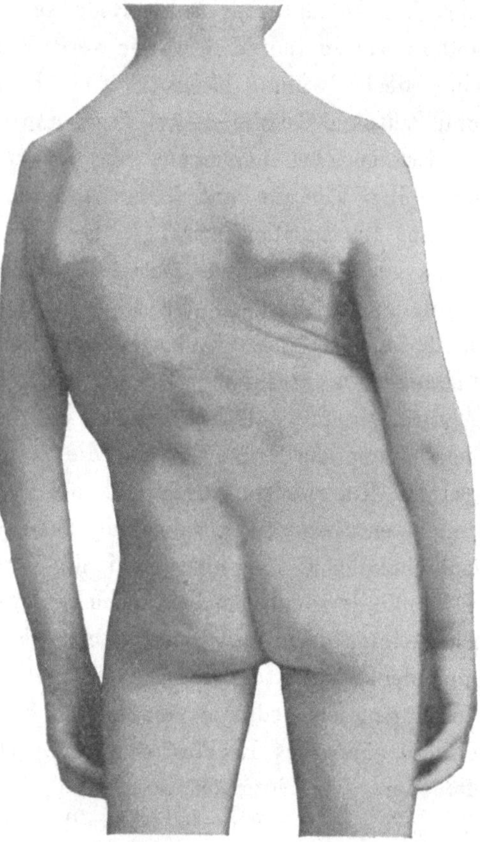

Fig. 2. Starre linkskonvexe Lumbo-Dorsalskoliose.

schiebung des Rumpfes gegen das Becken, die Verbiegung der Rippen, wodurch der Brustkorb einen großen und einen kleinen Schrägdurchmesser erhält, und schließlich die Fixierung der Wirbelsäule in dieser fehlerhaften Position durch Weichteilschrumpfung und Knochendeformierung — das alles gehört ja zum Bild der vorgeschrittenen Skoliose.

Mobilisierung der pseudankylosierten Wirbelsäule ist offenbar unsere erste und wichtigste Aufgabe, es folgt die Stellungskorrektur und das Bemühen, durch gekräftigte Muskulatur

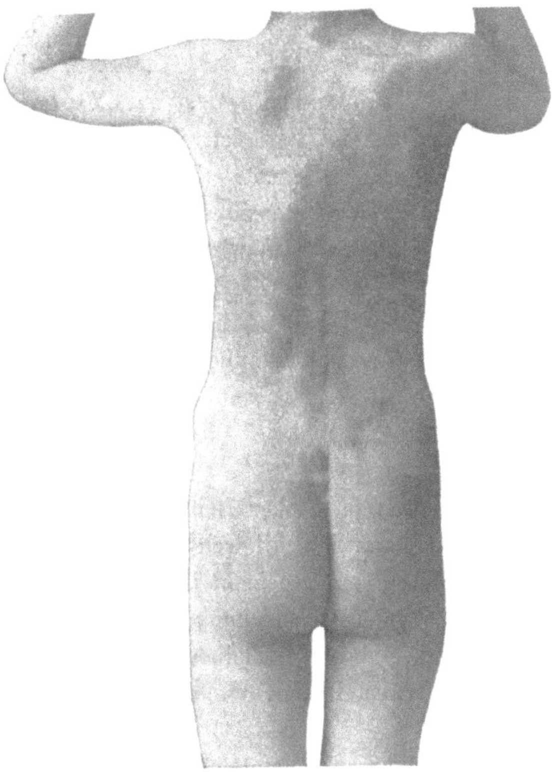

Fig. 3. Dieselbe Skoliose, mobilisiert, in Extension.

und Stützapparate die gute Stellung zu erhalten und durch sekundäre Umformung der Wirbel dauernd zu sichern.

Die zahlreichen Apparate, die zur Skoliosenbehandlung ersonnen wurden, verfolgen alle die erwähnten Zwecke, es kommt nicht so sehr auf die Zahl und Großartigkeit solcher Apparate an, die einem orthopädischen Institut zur Verfügung stehen, als auf die richtige und ausdauernde Verwertung derselben. Es bedarf also keines Apparatsystems, wie etwa des ZANDER'schen, um Skoliosen zu behandeln. Auch unser Gymnastiksaal verfügt nicht über solche, sondern benutzt Apparate vielerlei Provenienz, die als brauchbar und praktisch da und dort erkannt und beschafft wurden.

Das System unserer Behandlung besteht einzig und allein in der Intensität. Ein Tagesplan schreibt die Verwendung aller Tagesstunden vor, und dauernde Überwachung von Arzt und Gehilfen sichert dieselbe.

Auch die Ruhepausen dienen therapeutischen Zwecken, indem möglichst im Garten Extensions- und Detorsionslagerung auf schiefer Ebene eingenommen wird.

Es würde dem Zwecke dieses Berichts nicht entsprechen, sollten die verwendeten Apparate alle geschildert werden. Erwähnt aber muß werden, daß außer denselben Waschungen wiederholte tägliche Massage, Freiübungen, sowie solche mit Stäben und Hanteln im Stehen und Gehen zu Heilzwecken benutzt werden.

Und nun die Erfolge solcher Behandlung.

Man trennt bekanntlich klinisch und prognostisch drei Gruppen von Skoliosen entsprechend ihrer völligen, teilweisen oder völlig aufgehobenen Ausgleichungsfähigkeit in Suspension, man muß sich aber bewußt bleiben, daß keine strengen Grenzen sich aufstellen lassen, wo es sich um allmähliche Übergänge handelt.

Gewiss ist die Therapie am leichtesten und dankbarsten, wenn wir eine beginnende Schiefhaltung zu behandeln haben, sie wird schwieriger und langwieriger, je mehr die Krümmung durch Weichteil- und Knochenveränderung fixiert ist.

Aber keineswegs liegt die Sache so, daß wir schweren Skoliosen machtlos gegenüberstehen. Oft erinnere ich mich, um mir gewissermaßen selbst Mut zu machen, wenn hochgradig Deformierte Hilfe suchen, an ein 25jähriges Fräulein, das mit enormer Kyphoskoliose in Behandlung genommen wurde, nur wegen heftiger Interkostalneuralgie, und zu unserer freudigen Überraschung derart beweglich wurde, daß bei Suspension der Rumpf sich um 8 cm verlängerte.

Eine wenigstens teilweise Mobilisierung gelingt ausnahmslos, und der dadurch gewonnene Vorteil ist nicht zu unterschätzen. Haben wir doch dadurch die sicherste Gewähr, daß eine Verschlimmerung des Leidens verhütet wird, ganz abgesehen davon, daß durch wieder symmetrisch gemachte Hüften- und Tailleneinsenkungen die äußere Erscheinung vorteilhaft beeinflußt wird. (Vgl. Fig. 2, 3.)

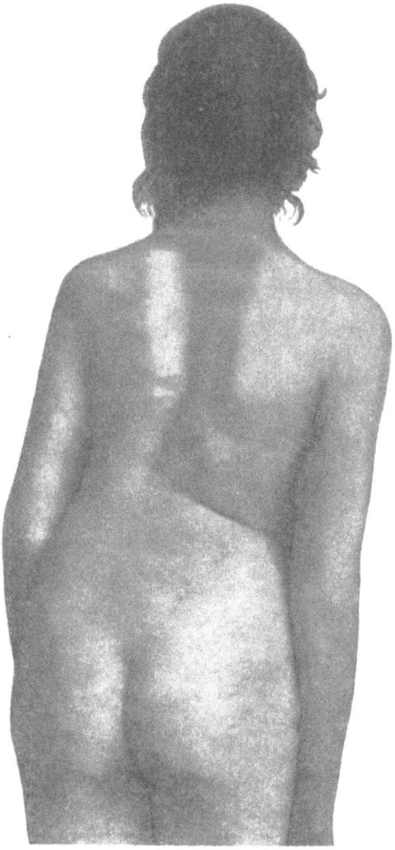

Fig. 4. Starre rechtskonvexe Dorsalskoliose.

Die Zeit, die wir zur Kur brauchen, läßt sich nicht sicher im voraus bestimmen, bisweilen genügen einige Wochen, um passive Streckung zu erzielen. Länger dauert es, bis die Rückdrehung der Wirbelsäule und damit die Abflachung des Rippenbuckels möglich wird, auf die völlige Beseitigung desselben, wenn er beträchtlich entwickelt ist, müssen wir vernünftigerweise verzichten. Zweckmäßiger und erfolgreicher ist es unstreitig, einmal eine gründliche Kur vorzunehmen, als die gleiche Behandlungszeit über einige Jahre zu verteilen.

Die ideale Forderung muss die sein, daß der Patient in

den Stand gesetzt wird, aktiv die korrigierte Stellung der einmal mobilisierten Wirbelsäule einzunehmen. Daß dies möglich ist, zeigen die beigegebenen Abbildungen (Fig. 4 u. 5).

Aber es hieße den Rückenmuskeln zuviel zumuten, wollten wir ihnen das beweglich gemachte Rückgrat bedingungslos anvertrauen. Wir kommen damit zu der viel umstrittenen Korsettfrage. Gewiß hat ein Stützapparat seine Nachteile wie jeder orthopädische Apparat, aber verwerfen kann ihn nur der Arbeiter am grünen Tische. Wer in der Praxis steht, kann das Korsett nicht entbehren.

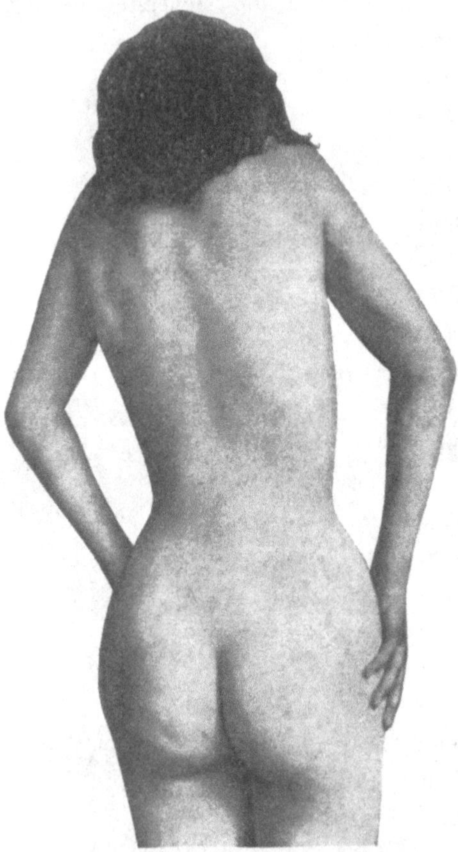

Fig. 5. Die gleiche Patientin, mobilisiert, sich selbst redressierend.

Freilich als Heilmittel und gar als einziges Heilmittel dürfen wir das Mieder nicht betrachten und verwenden, aber es kann uns helfen, das gewonnene Resultat der Kur festzuhalten und Verschlimmerung zu verhüten. Leider ist gerade bei Armen die Verordnung eines Stützapparates oft das einzige, was wir zu thun vermögen; daß diese unsere Hilfe eine unvollkommene, dessen müssen wir mit Bedauern uns bewußt sein.

Wer aber die Mittel hat, eine Kur zu unternehmen, wird doch weiterhin des Korsetts nicht entbehren können neben der häuslichen Fortsetzung erlernter Übungen. Die alten Geradehalter freilich mit Beckenreif und Rückenstangen bringen mehr Last als Vorteil, wir verwenden entweder starre Mieder aus Cellulose, gelegentlich auch aus einem neuen ungemein harten Material, Hornhaut genannt, oder aber Stoffkorsette mit Hüftbügeln und Stahlgerüst. Mit dem letzteren läßt sich eine mäßige seitliche Verschiebung gewiß ausgleichen, wir sind aber nicht der Ansicht, daß eine im Wachsen begriffene prognostisch schwere Skoliose sich durch nachgiebige Stahlstangen beeinflussen läßt. Wir ziehen in solchen Fällen ein Korsett in Hülsenform und aus unnachgiebigem Stoff vor.

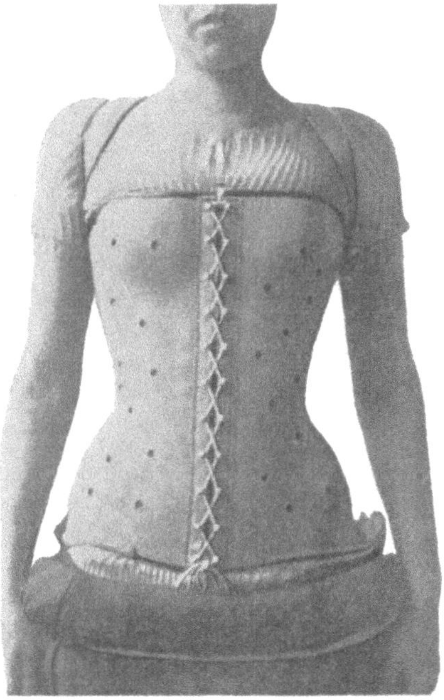

Fig. 6. Korsett für Skoliose aus Cellulose.

Mit einem derartigen, nach der von uns vielhundertfach erprobten Technik hergestellten Cellulosekorsett erreichen wir verschiedene Vorteile: Wir halten nicht nur die mögliche Korrekturstellung fest, sondern wir vermögen auch eine dauernde Heilwirkung auszuüben. Indem wir die Cellulose auf einem korrigierten Modell walken, an dem die konvexe Seite durch Abschaben abgeflacht ist, können wir mit dem Korsett einen Druck auf den Rippen- und Brustbuckel ausüben, also den vorhin erwähnten großen Diagonaldurchmesser des Brustkorbes komprimieren und dadurch nicht nur die ausgebogenen Rippen, sondern mit ihnen auch die Wirbel zurückdrehen (Fig. 6 u. 7).

Daß wir neben der lokalen Therapie die Kräftigung des gesamten Organismus nicht vergessen dürfen, ergiebt sich schon aus der eingangs erwähnten Berücksichtigung ätiologischer Momente.

Noch einige Worte über die Prophylaxe, die überall beachtet werden sollte, ganz besonders aber dann, wenn eine Prädisposition zu Skoliose zu erkennen ist, bei rundem Rücken, bei hereditärer Belastung, bei Rhachitis u. dgl. Die mangelnde oder wenigstens ungenügende körperliche Pflege und Ausbildung unserer Jugend, insbesondere der weiblichen, läßt sich leider ebenso wenig bezweifeln als schwer bessern. Stehen doch die Schulen meistenorts sogar dem Wunsche regelmäßiger ärztlicher Rückenuntersuchung ablehnend gegenüber. Und wenn schon die Geistesentwickelung in unserer Zeit der Körperpflege vorgeht, so möge wenigstens der schulpflichtige Körper nicht der unnötigen Qual schlechter Subsellien ausgesetzt werden. Wir sind zur Zeit damit beschäftigt, die fabrikmäßige Herstellung einer Schulbank herbeizuführen, die wir in kleinem Maßstabe lange schon haben anfertigen lassen, einer Bank mit einer Lehne, die, den Konturen des normalen Rückens angepaßt, das Lesen und Schreiben bei bequem zurückgelegtem Rücken gestattet.

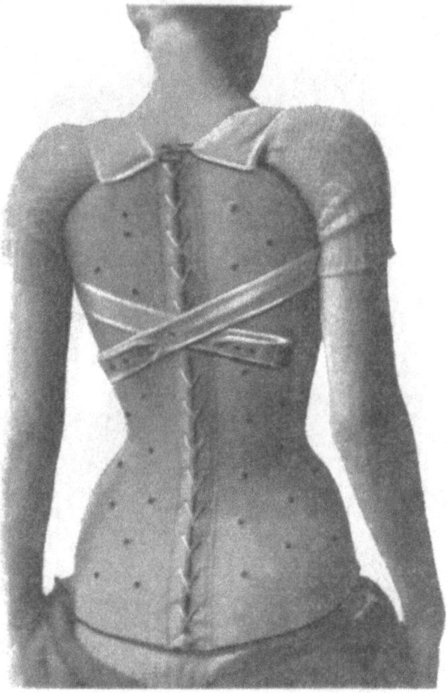

Fig. 7. Skoliosenkorsett aus Cellulose.

Möchte diese kurze Schilderung dazu beitragen, zwei

Auskünfte zu beseitigen, die Skoliotischen oft zu teil werden: „Die beginnende Skoliose verwachse sich, die ausgeprägte Skoliose sei nicht zu beseitigen“.

Drittes Kapitel.

Behandlung der Spondylitis und der Kyphose.

Die Behandlung der Wirbelsäulenentzündung hat in den letzten Jahren und in der allerjüngsten Zeit Fortschritte und Wandlungen erfahren, die umso bedeutsamer sind als die Krankheit eine in Anbetracht ihres tuberkulösen Ursprungs nicht geringe Heiltendenz besitzt.

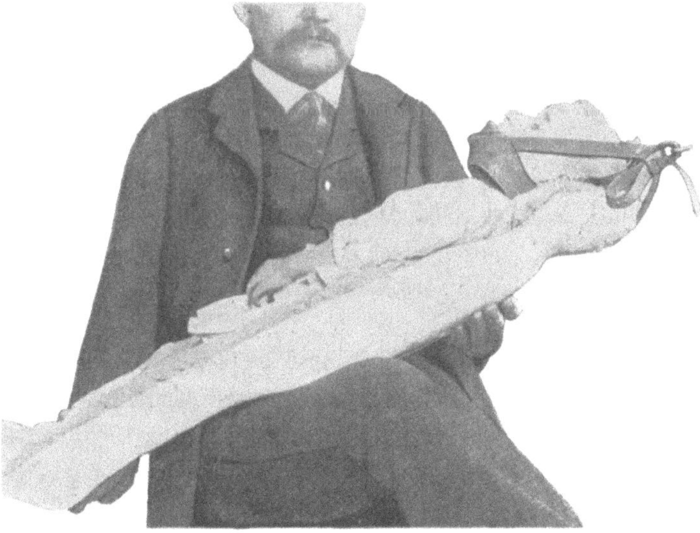

Fig. 8. Gipsbett mit Kopfextension.

Ruhe und Entlastung sind lange schon die maßgebenden Prinzipien für die Therapie tuberkulöser Knochen- und Gelenkentzündungen; für den großen Gelenkkomplex der Wirbelsäule sind diese Grundsätze erst spät verwirklicht worden. Mit der

Einführung des Gipsbettes ist erzielt worden, was die Rauchfußschwebe, das Maas'sche Kissen beabsichtigten. So leicht die Technik auch ist, so langsam bricht sich das Gipsbett Bahn in der allgemeinen Praxis, obwohl die einfachen, überall zu beschaffenden Mittel von Watte, Gipsbinden und Holzspänen ausreichen.

Das Gipsbett wird dem Rücken des in Bauchlage befindlichen Kranken angemodelt und hat dann den Vorteil des Modellapparates, exakt zu fixieren. Indem der Patient durch untergeschobene Kissen hohl gelagert wird, sinkt der Rücken in Lordose, und durch diese Reklination kommt die gewünschte Entlastung der Wirbelkörper zu Stande. Fixation und Entlastung können verstärkt werden, wenn wir den Kopf gegen einen das obere Ende des Apparates überragenden Bügel extendieren, das Bett aber schief stellen (Fig. 8).

Dies Gipsbett hat nun neben den erwähnten den großen Vorteil, daß der Kranke nicht an das Zimmer gefesselt ist. Er kann den ganzen Tag im Freien zubringen, ohne Fixation und Entlastung aufgeben zu müssen, und gewinnt dadurch eine Förderung des allgemeinen Kräftezustandes, der ja als mächtigster, weil natürlicher Heilfaktor von unersetzlichem Einfluß auf die Genesung ist. Nebenbei läßt sich die Entwicklung der Abscesse verfolgen, die Versorgung von Fisteln bequem vornehmen.

Die Erfolge dieser Methode sind ganz unzweifelhafte, wir erkennen sie zunächst an der schmerzstillenden Wirkung. Kinder, die lange der Nachtruhe beraubt waren, finden den Schlaf wieder und beweisen ihr Wohlbefinden durch das geduldige Stillliegen in der nur scheinbar unbequemen Rinne, die sich ja exakt den Konturen des Körpers anschmiegt.

Werden die kleinen Patienten ungeduldig, so ist uns das ein erfreulicher Beweis fortschreitender Besserung, die uns nach dem Schwinden aller Schmerzhaftigkeit den vorsichtigen Übergang zu ambulanter Behandlung gestattet.

Wir pflegen nach Modell ein Cellulosekorsett herzustellen,

das den Rücken immobilisiert und stützt, und dessen entlastende Wirkung durch Hinzufügung einer Kopfextension erhöht werden kann.

Den Gibbus zu heilen vermag freilich das Gipsbett nicht, es soll und kann höchstens die übermäßige Entwickelung desselben verhüten.

Geht doch die seit lange giltige Meinung dahin, daß die durch eitrige Einschmelzung von Wirbelkörpern entstandene Höhle nur durch Zusammenrücken der Nachbarwirbel zum Verschluß kommen könne, daß also die Gibbusbildung eine Bedingung der Heilung sei.

Mit erstaunlicher Verwegenheit hat in jüngster Zeit CALOT es unternommen, diese Lehre über den Haufen zu werfen, indem er den Gibbus redressiert und die gestreckte Wirbelsäule in exakt liegenden Verbänden der Heilung entgegenführt.

Kein Wunder, wenn Kopfschütteln und lauter Widerspruch dem Vorgehen des französischen Chirurgen entgegengebracht wird. Indessen, angesichts der von ihm behaupteten Erfolge ist es unsere Pflicht, nachzuprüfen und dann erst zu urteilen. Haben doch Errungenschaften der letzten Jahre manches als möglich gezeigt, was früher für unausführbar galt.

Die erforderliche Extension der Wirbelsäule läßt CALOT an Kopf und Füßen von Gehülfen ausüben, wir haben durch Anbringung einer Schraubenwirkung versucht, den Zug einfacher und vor allem gleichmäßiger zu ermöglichen. Indem Becken und Manubrium sterni gestützt werden, gelingt es dann mehr oder weniger leicht, den Gibbus durch direkten Druck auszugleichen. Einzelne prominente Dornfortsätze können, um Decubitus zu vermeiden, nachträglich reseciert werden.

Bis dahin ist das Verfahren unschwer, wenn man die ersten Bedenken überwunden hat. Ungleich mühsamer und zugleich ungeheuer wichtig ist die Anlegung des Verbandes, der die Korrektur festhalten soll, ohne zu drücken.

Mit Vorteil haben wir zu diesem Behufe die Suspension an den Füßen ausgeführt und erfahren, daß diese anscheinend barbarische Position von den Patienten anstandslos ertragen wird, daß die Narkose vorzüglich durchgeführt, der große Becken, Rumpf und Kopf einschließende Verband bequem angelegt werden kann (Fig. 9). Doch haben wir kürzlich im Anschluß an die leichte Korrektur eines weder hochgradigen noch alten Gibbus einen Todesfall erlebt, dessen Ursache der Shok oder vielleicht eine Halsmarkverletzung war. An Ort und Stelle des Eingriffes war eine breite Knochenlücke, aber keine Verletzung des Rückenmarkes und seiner Häute wahrnehmbar. Durch fortschreitende Übung und Technik werden Mißerfolge gewiß seltener, die uns nicht gleich entmutigen dürfen.

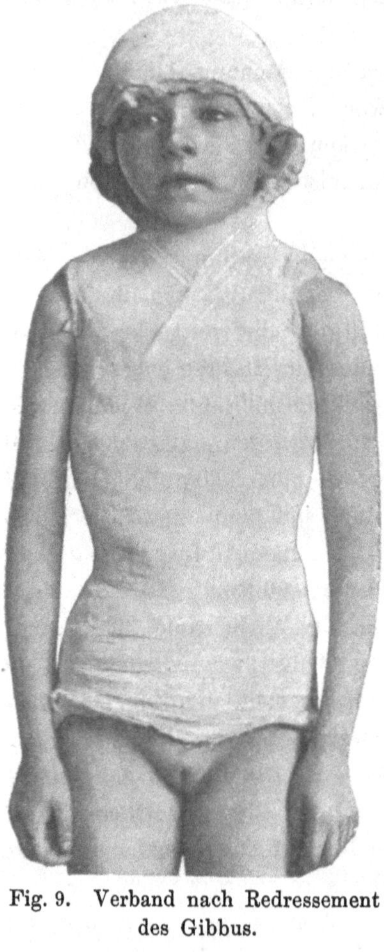

Fig. 9. Verband nach Redressement des Gibbus.

Alle paar Monate muß der Verband gewechselt werden, wie oft, entzieht sich bis jetzt unserer Kenntnis. Noch liegen keine abschließenden Erfahrungen darüber vor, ob und in welchem Zeitraum die zu erneutem Klaffen gebrachte Knochenhöhle durch knöcherne Narbe ausgefüllt sein wird. Hegen wir doch berechtigte Zweifel, ob überhaupt Ossifikation in der erforderlichen großen Ausdehnung zu stande kommen kann, ob nicht sekundäre Schrumpfung bindegewebiger Narben späterhin ein Rezidiv bedingt.

Nur soviel können wir sagen, daß die Gefahr des Eingriffes nicht so groß ist, namentlich auch nicht für das Rückenmark und seine Häute, als man bisher annahm. Je älter der Gibbus ist, desto bedenklicher gewiß sein Redressement. Wenn freilich CALOT bei längst abgeheilter Spondylitis den Buckel durch eine Art Keilresektion bekämpft hat, so ist dies ein Beweis für seine chirurgische Unternehmungslust und Fertigkeit, der aber zur Nachahmung nicht anreizen darf.

Wenn so die Methode ihr zweifelhaftes Bürgerrecht für die Behandlung des Gibbus sich erst noch erwerben muß, so scheint sie mir in der Behandlung der Spondylitis einen Fortschritt zu bedeuten, insofern der beschriebene ausgedehnte Verband die Fixation und Entlastung der Wirbelsäule in jeder Lage sichert und wohl auch die Buckelbildung in mindestens sehr mäßigen Grenzen hält.

An dieser Stelle mögen noch einige Formen von Kyphose Erwähnung finden, die mit Tuberkulose nichts zu thun haben und meist, wenn auch nicht immer, leicht zu unterscheiden sind. Die ungemein häufige rhachitische Kyphose lokalisiert sich mit großer Konstanz im Lenden- und unteren Brustsegment der Wirbelsäule und fixiert sich nur langsam. Ihre Beseitigung ist schon darum erwünscht, weil aus ihr sich oft später der sog. flache Rücken entwickelt, auf dessen Basis dann wiederum leicht schwere Skoliosen entstehen.

Wir haben in zehn Fällen mit Vorteil ein Gipsbett hergestellt bei ähnlich lordotischer Einstellung der Wirbelsäule, wie sie oben beschrieben wurde. Gelingt dieselbe nicht ohne weiteres, so haben wir sie gelegentlich in Narkose erzwungen. Daß daneben die Rhachitis mit allen Mitteln zu bekämpfen ist, bedarf nicht der Erwähnung.

Bisweilen entstehen rasch wachsende Kyphosen bei älteren Kindern im Dorsalteil, als deren Ursache eine abnorme Knochenweichheit, vielleicht späte Rhachitis oder ein verwandter Prozeß, zu beschuldigen ist, eine Deformität, die schnell durch Knochenumbildung sich fixiert und dann schwer zu bekämpfen ist.

Wir haben zweimal auch hier das CALOT'sche Verfahren mit Erfolg angewendet, das Redressement ist, wenn auch schwerer, gelungen und hat in gewisser Hinsicht sogar günstigere Chancen, weniger Gefahren als bei Spondylitis. Indem wir normale Belastungsverhältnisse im Verband herstellen, hoffen wir auf allmähliche Umformung der Wirbel.

Die Behandlung mit Gymnastik, mit Korsetten verspricht geringeren Erfolg.

Viel günstiger liegen die Verhältnisse beim habituellen runden Rücken, der gewöhnlich nur der Ausdruck einer Muskel- oder Willensschwäche ist, wenngleich er ab und zu doch auch starr fixiert wird. In letzterem Falle muß der Muskelübung die Mobilisierung vorausgehen. Ein Stoffkorsett mit stählernen Rückenstäben, gegen welche die Schultern zurückgezogen werden, genügt meist, um das Behandlungsresultat zu sichern.

Handelt es sich um die Stützung einer Alters- oder Berufskyphose, eine Aufgabe, die uns nur einmal beschäftigte, so bedarf es eines vollkommeneren Apparates, der auf Hüftbügeln aufgebaut ist. Die traumatische Erkrankung der Wirbelsäule findet an anderer Stelle Erwähnung.

Viertes Kapitel.

Über die Heilung der angeborenen Hüftverrenkung.

Das seit einigen Jahren gesteigerte Interesse für die Orthopädie, verdanken wir nicht zum wenigsten dem mutigen und erfolgreichen Vorgehen gegen die Luxatio coxae congenita, das mit den Namen von HOFFA und LORENZ unauflöslich verknüpft ist.

Die Therapie hat dabei einen wirklich merkwürdigen Pfad eingeschlagen: Auf die frühere, Jahrhunderte hindurch mit zunehmender Mutlosigkeit versuchte mechanische Behandlung mittels permanenter Extension, mittels portativer

Apparate folgte die Zeit der blutigen Reposition unter Aushöhlung einer neuen Pfanne. Was er bei Hundert derartiger Operationen gesehen und gelernt hatte, verwertete nunmehr Lorenz zur Konstruktion einer unblutigen Repositionsmethode, mit deren Prüfung man zur Zeit vielerorts beschäftigt ist.

Nachdem ich selber wiederholt blutig operirt und von Anderen operierte Patienten gesehen habe, bin ich bezüglich der Erfolge ziemlich abgekühlt worden, wenn auch zuzugeben ist, daß fortschreitende Übung besseres zu leisten im stande ist. Ungefährlich ist der Eingriff nicht, und das müssen wir eigentlich verlangen einem Leiden gegenüber, das in der Hauptsache nur einen Schönheitsfehler darstellt. Eine Versteifung der operierten Hüfte ist kein seltenes Ereignis auch bei glattem Heilverlauf. Und wenn nun gesagt wird, daß der Gang mit steifer Hüfte viel besser sei als mit dem luxierten Bein, so mag dies häufig richtig sein; aber es wird dabei übersehen, daß die steife Hüfte beim Sitzen, beim Ankleiden eine große Störung darstellt, so daß der Ausgang in Versteifung doch einen sehr bedeutenden Mißerfolg darstellt. Erleben wir die Ankylose doppelseitig, so ist der Zustand geradezu verzweifelt, ich würde darum niemals beide Gelenke in einer Sitzung blutig angehen.

Es empfiehlt sich überhaupt, die bestehende Hüftluxation nicht ohne weiteres als Indikation für einen blutigen oder unblutigen Eingriff zu betrachten. Wir finden das Leiden öfters bei Kindern, die bei einigem Bemühen mit erstaunlich geringem Schwanken, ja bisweilen geradezu normal gehen und durch mechanische Behandlung und eventuell ein Stützkorsett hinreichend hergestellt werden können.

Ist die Störung größer, so würde ich stets die unblutige Reposition versuchen auch bei Kindern jenseits der angegebenen Altersgrenze von 5—7 Jahren. Es ist mir gelungen, den Kopf zu reponieren bei einem 12jährigen Knaben, bei drei 10jährigen Mädchen trotz einer Verkürzung von 5 und 6 cm.

Man geht so vor, daß das Becken nach dem Kopfende des Operationstisches fixiert wird, während am Bein eine manuelle oder instrumentelle Extension einwirkt. Ist die Verkürzung ausgeglichen, so folgt forcierte Abduktion und sehr starke Aussenration bei gebeugtem Knie, bis unter drehenden Bewegungen plötzlich mit starker Erschütterung und meist mit einem schnappenden Geräusch der Kopf sich in die Pfannengegend einstellt, ein Vorgang, den ich einmal bei einer blutigen Reposition nach Eröffnung der Kapsel sehr schön beobachten konnte.

Führt man das Bein der normalen Stellung wieder entgegen, so erfolgt an einem Punkt mehr oder weniger prägnant die Reluxation. Wir müssen deshalb in schlechter Position zunächst das reponierte Gelenk durch einen exakten Gipsverband fixieren und in Etappen die Stellung bessern. Die Kinder müssen möglichst zum Gehen angehalten werden, da gerade die Belastung die Neubildung der Pfanne herbeiführen, gleichsam den Schenkelkopf in das Becken hineindrücken soll.

Es schien uns gut, die erste Etappe möglichst lange zu gestalten, frühstens nach 6—8 Wochen den ersten Verbandwechsel vorzunehmen. Wir haben 10 mal die Reposition ausgeführt, die nur einmal mißlang, insofern als der äußerst schlecht geformte Kopf immer wieder aus der Pfannengegend nach hinten zurücksank, sobald der äußere Druck nachließ. Wir versuchten einen zirkumskripten Druck auf den Kopf durch Impression des Gipsverbandes auszuüben, erzeugten aber dadurch einen Decubitus. Hier könnte nur die blutige Operation vielleicht einen Erfolg haben.

In allen anderen Fällen, einmal auch bei doppelseitiger Verrenkung, wurde, soweit dies bis jetzt zu beurteilen ist, in 5—6 Monaten genügende Fixation des Kopfes erzielt, um von weiteren Verbänden Abstand nehmen zu können.

Ausreichende Nachbehandlung mit Massage und Gymnastik war leider nicht immer durchzuführen, ich habe mich aber überzeugt, daß einzelne Kinder auch ohne dieselbe sehr schön bewegliche Gelenke und so tadellosen Gang bekamen, daß die luxiert gewesene Seite kaum mehr zu kennen war.

Es konnte ferner beobachtet werden, daß mit zunehmendem Lebensalter die zu erhoffende Bewegungsexkursion später eintritt, daß aber doch langsam fortschreitende sehr erhebliche Besserung kommen kann. Erst kürzlich habe ich einen 12jährigen Patienten nach 10 Monaten wieder zu untersuchen Gelegenheit gehabt, bei dem der Erfolg ein ebenso dauerhafter als vorzüglicher ist. Die aktive Beugung gelingt bis zum Rechten, die Abduktion ist gering, der Gang bei leichter Außenrotation kaum hinkend. Es ist namentlich von Hoffa betont und dem unblutigen Verfahren zum Vorwurf gemacht worden, daß es oft den Kopf zu weit nach vorne führe. Auch ich habe des öfteren den Eindruck gehabt, daß der Kopf vor der Pfannenstelle nachzuweisen sei, mich aber gleichzeitig davon überzeugt, daß der funktionelle Erfolg darunter kaum leidet. Noch sind wir alle indes Lernende, und abfällige, auf theoretische Bedenken gestützte Kritik ist ebensowenig berechtigt wie enthusiastische Kritiklosigkeit. Nur ruhiges Weiterarbeiten kann uns fördern.

Fünftes Kapitel.

Über Coxitis, Gonitis und deren Folgezustände.

Nur ausnahmsweise erhalten wir nach abgelaufener, tuberkulöser Entzündung des Hüft- oder Kniegelenks ein gut bewegliches Gelenk. Jedenfalls müssen wir unsere Therapie so einrichten, daß im Fall einer Versteifung eine funktionell günstige Stellung vorhanden ist. In dieser Position, die nötigenfalls in Narkose erzwungen wird, führen wir das Gelenk der Heilung entgegen, unter dem günstigen Einfluß zweier prinzipiell wichtiger Faktoren, der Fixation und der Entlastung. Die Vereinigung derselben in einem Verband, der zugleich dem Kranken den Aufenthalt im Freien, das Umhergehen gestattet, statt ihn ins Krankenzimmer zu bannen — dies stellt den Fortschritt unseres Könnens der Coxitis und

Gonitis gegenüber dar. Da wir in der Gewichtsextension hauptsächlich den Versuch einer Gelenkfixation erblicken, die mangelhaft wirkt und durch die erzwungene Bettruhe den Gesamtorganismus schädigt, ersetzen wir die Extension durch die Fixation im Verband.

Was nun vor allem die richtige Gelenkstellung betrifft, so sind unseres Erachtens folgende Gesichtspunkte maßgebend: Leichte Beugung im Hüftgelenk ermöglicht später viel eher das Sitzen, das bei gestreckter Ankylose große Schwierigkeiten macht. Die Abduktion der Hüfte bedingt eine scheinbare Verlängerung des Beines durch Beckensenkung, so daß mit derselben eine Wachstumsverkürzung ganz oder teilweise verdeckt werden kann, verdeckt aber auf Kosten der Wirbelsäule, die zu skoliotischer Einstellung gezwungen wird. Wir wählen eine ganz geringe Abduktion nur deshalb, weil im weiteren Verlauf der Krankheit stets Neigung zu Adduktion besteht, die auch bei vorsichtiger Nachbehandlung nicht immer ganz zu vermeiden ist. Es wird dadurch unsere ursprüngliche leichte Abduktion allmählich zu einer Mittelstellung werden.

Daß am Kniegelenk Streckstellung zu erstreben ist, wird nirgendwo bezweifelt werden, doch gilt dieser Grundsatz nicht für Erwachsene. Denn das Gehen mit zwei gleich langen Beinen, deren eins im Kniegelenk steif ist, kann nur unter häßlichem Auswärtsführen des Beines mit Beckenhebung geschehen.

Ich wähle darum, wenn keine Wachstumsverkürzung zu erwarten ist, eine ganz leichte Beugung.

Die beschriebene Position gilt es nun in einem Gipsverbande festzuhalten, der zugleich die Entlastung des kranken Gelenkes gestattet.

Je stärker die Entzündung, je schlimmer die Schmerzen, desto größer muß unser Verband ausfallen, also unter Umständen von den Achselhöhlen bis zu den Knöcheln hinabreichen.

Zur Anlegung desselben bedürfen wir nur geringer Hilfsmittel. Die obere Brustwirbelsäule ruht auf einem Schemel, das Kreuzbein auf einer verstellbaren Beckenstütze mit perinealem Widerlager, so daß Bein und Rumpf allseitig bequem zugänglich sind. In jüngster Zeit haben wir wie beim CALOT'schen Verfahren (vgl. den Abschnitt über Spondylitis) an den Füßen suspendiert und konnten so noch bequemer und besser verbinden. Prinzipiell wichtig ist, daß der Verband sich am gut gepolsterten Tuber ossis ischii anstemmt. Denn hier wird die Körperlast unter Umgehung des Hüftgelenkes wie des Kniegelenkes auf den Beinteil des Verbandes und den mit ihm verbundenen, die Sohle etwas überragenden Gehbügel übertragen.

Rasch schwinden nun die Schmerzen, bald lernen die Kranken im Verband gehen und erholen sich bei gutem Schlaf und steigendem Appetit in der frischen Luft sichtlich, was auch wir bei unseren 15 Patienten regelmäßig mit Freude konstatieren konnten.

Abscesse hindern uns an der Anlegung des Gehverbandes nicht, sie verschwinden bisweilen unter dem günstigen Einflusse des Verfahrens, eventuell unter der Mitwirkung von Jodoforminjektionen, oder wir können die Fisteln von einem Fenster aus verbinden.

Die Fixation und Entlastung führen wir möglichst lange im Gipsverband durch, da sie hierdurch am zuverlässigsten bewirkt wird. Erst, wenn alle entzündlichen Erscheinungen geschwunden sind, ersetzen wir ihn durch abnehmbare Apparate.

Auch diese Apparate müssen die gute Stellung sichern, sie müssen fixieren und entlasten können, was am elegantesten unstreitig durch Hülsenschienenapparate zu erreichen ist, wie wir sie wiederholt haben herstellen lassen. Indem die Sohle der Fußhülse die Fußsohle überragt, ist das Bein von der Körperlast befreit bei frei beweglichem Knie- und Sprunggelenk.

Aber auch einfachere Vorrichtungen giebt es glücklicherweise, die den gleichen Erfolg erzielen, wie schlimm wären sonst die Armen daran, für die ein Apparat nach HESSING unerschwinglich ist.

Nach einem Gipsmodell fertigten wir für zehn unserer

Kranken Hülsen aus Cellulose, die vom Rippenbogen zum Knie reichten bei Coxitis, vom Becken zu den Malleolen bei Gonitis. Zweckmäßig angebrachte Schnürung ermöglicht leichtes Anlegen des Apparates, der die sicherste Gewähr gegen Eintreten einer nachträglichen Kontraktur bietet (Fig. 10).

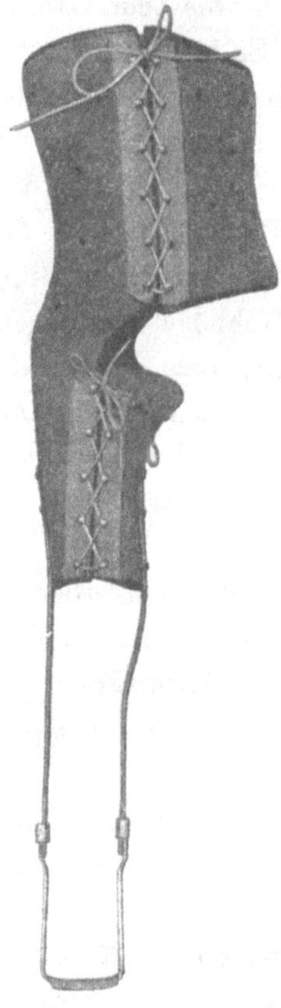

Fig. 10. Coxitishülse mit Gehbügel (geschlossen).

So können wir mit einfachen Hilfsmitteln eine langwierige und schwierige Behandlung eines Leidens durchführen, dessen Prognose dadurch erheblich günstiger geworden sein dürfte.

Komplizierter wird unsere Aufgabe, wenn wir es nicht mehr mit einer rein entzündlich-spastischen Kontraktur, sondern mit einer durch Weichteilschrumpfung und intraartikuläre Verwachsungen bedingten Deformität zu thun haben. Gerade die tuberkulösen Gelenkleiden neigen nicht zu knöcherner Ankylose, sodaß wir hauptsächlich die verkürzten Weichteile zu bekämpfen haben. Wir können dies an der Hüfte unblutig häufig erreichen, im Falle des Mißlingens die sich anspannenden Weichteile am besten offen durchschneiden. Man ist erstaunt, das anscheinend fest ankylosierte Hüftgelenk nach ausgeführter Durchschneidung mit geringer Kraft redressieren zu können, wie es uns einmal ging, als eben schon die Osteotomie ausgeführt werden sollte bei einer seit 12 Jahren bestehenden hochgradigen Kontraktur mit beträchtlicher kompensatorischer Lordose (Fig. 11 u. 12).

Bei nicht tuberkulöser Coxitis allerdings kommt es zu knöcherner Verschmelzung des Kopfrestes mit dem Becken, die nur mit dem Meißel zu lösen ist.

Wir führten bei einem jungen Manne mit alter rechtwinkliger Ankylose die Osteotomie im Scheitel des Beugungs-

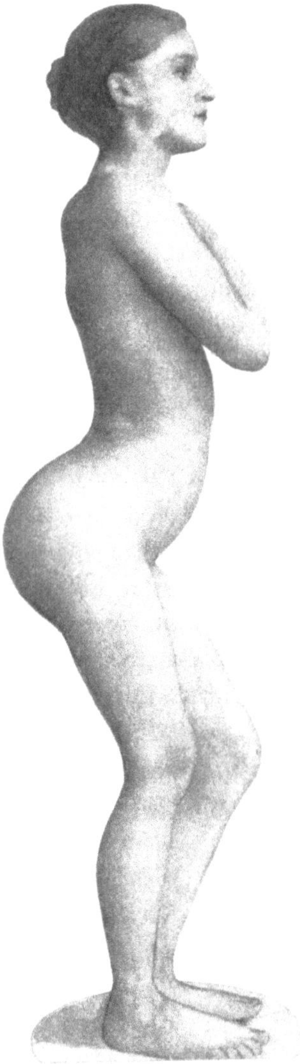

Fig. 11. Coxitische Beugeankylose mit starker kompensatorischer Lordose bei einem 15 jährigen Mädchen.

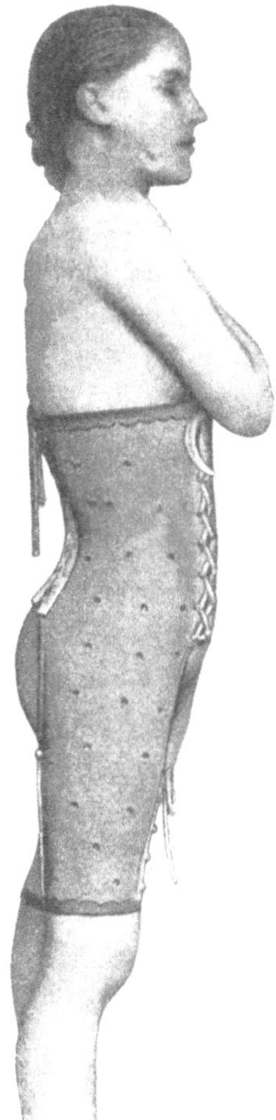

Fig. 12. Dieselbe nach Abschluß der Behandlung in Holzhülse.

winkels, also dicht am Becken aus und bekamen nach Hinzufügung der offenen Weichteildurchschneidung die gewünschte Streckung und im Verband solide Ankylosierung; der junge Mann, der nur mit gebeugtem gesundem Bein hatte gehen können, stand nun erstaunlich größer und gerade vor uns.

Am Kniegelenk ist das unblutige Redressement nur innerhalb engerer Grenzen zu versuchen. Sind die Beugesehnen verkürzt, so kommt es gar leicht zu einer Subluxation im Kniegelenk nach hinten. Wir haben darum zweimal bei gonitischer, dreimal aus dem gleichen Grunde bei einer spastischen Kontraktur die Kniekehlensehnen offen durchschnitten oder plastisch verlängert.

Hat die Kontraktur sehr lange bestanden, so kommt es zu sekundärer Knochendeformierung, die einen Eingriff nötig macht. Ist dabei das Gelenk noch ausgiebig beweglich im Sinne weiterer Beugung, so entschließt man sich ungern zu einer Operation, die das Gelenk zerstört. Bei drei derartigen Patienten wurde deshalb die suprakondyläre Osteotomie ausgeführt, lineär oder unter Wegnahme eines Keiles. Freilich entsteht dadurch die sogenannte Bajonettform, die aber späterhin nicht so störend wirkt, als man erwarten sollte.

Leichter war der Entschluß bei drei Kranken mit knöcherner Ankylose, wo durch bogenförmige Resektion mit Kniekehlentenotomie die Streckung erhalten werden konnte. Die Sicherung des Resultates geschah auch hier durch die erwähnten Cellulosehülsen.

Sechstes Kapitel.

Rhachitische Deformitäten.

Wenn auch allerorts am Skelett die rhachitische Erweichung zur Deformierung Veranlassung geben kann, so sind für den Orthopäden doch die Verkrümmungen an Wirbelsäule und Brustkorb sowie an den unteren Extremitäten von besonderer praktischer Wichtigkeit. Über rhachitische Kyphose und Skoliose wird in einem anderen Abschnitt berichtet, so daß am Rumpf nur die als Hühnerbrust bezeichnete Vordrängung des Brustbeines hier der Erwähnung bedarf. Geringere Grade der Deformität finden sich ja häufig bei rhachitischen Kindern, ohne eine lokale Behandlung zu erfordern, sie werden späterhin teils ausgeglichen, teils durch die stärker werdenden Weichteile verdeckt. Ist aber ein beträchtliches Pectus carinatum vorhanden, so ist ruhiges Zuwarten weniger am Platze.

Wir haben bei drei Kindern mit gutem Erfolge ein Mieder aus Stoff mit Rückenstahlstäben angewendet, von denen aus eine leichte Stahlfeder nach vorne läuft, um mit einer das Brustbein zurückdrängenden Pelotte zu endigen. Während der Nacht kann das Brustbein durch ein wurstartiges Sandsäckchen belastet werden. Bei verständigeren Kindern läßt sich auch Atmungsgymnastik anwenden.

Daß an der am meisten belasteten unteren Extremität die Verbiegungen am ausgesprochensten und häufigsten eintreten, ist selbstverständlich. Auffallend aber ist, daß die als Coxa vara bezeichnete rhachitische Abknickung des Schenkelhalses erst seit kurzem bei Kindern und als Spätform auch bei jugendlichen Individuen bekannt wurde. Wir hatten dreimal Gelegenheit, gerade die letztere sogenannte statische Form zu behandeln. Wegen Adduktionskontraktur wurde einmal die offene Tenotomie beiderseits, das andere Mal das Redressement in Narkose ausgeführt, zu einer Knochenoperation war ein Anlaß nicht gegeben.

Viel häufiger zeigten sich Patienten mit rhachitischem Genu valgum, das unter 21 Fällen 15 mal beiderseitig vorhanden war. In leichten Fällen kommt man mit Schienenapparaten zu Wege, hat aber dabei öfters mit Innenrotation der Beine zu kämpfen, so daß man ein Beckenteil mit Hüftgelenkscharnieren hinzufügen muß. Freilich ist die Behandlung langwierig, man kann durch ein Redressement in Narkose und nachfolgenden Gipsverband die Zeit wohl abkürzen, aber doch nach Abnahme des Verbandes die Schienen nicht entbehren.

Ich muß gestehen, daß die Geraderichtung einer hochgradigen Deformität mittels Osteotomie mehr Freude macht, ich bin von dem unblutigen Redressement älterer Verkrümmungen ganz zurückgekommen, da die Nachbehandlung zu langwierig ist. Die Osteotomie wurde sechsmal suprakondylär, zweimal an der Tibia ausgeführt, an letzterer Stelle deshalb, weil dieser Knochen ausnahmsweise der schuldige Teil war. Man erhält hier indessen leicht eine Verschiebung der Diaphyse nach hinten, so- daß das Femur gewiß den Ort der Wahl darstellt.

Bezüglich der Tibia vara ist man mit Recht zurückhaltender mit operativen Eingriffen geworden, da der alte Volksglaube betr. das „sich verwachsen" sich als den Thatsachen entsprechend herausstellte. Freilich jenseits des fünften Lebensjahres ist eine Spontanheilung kaum zu erwarten, so daß nunmehr die operative Heilung angezeigt ist.

Man kann zwischen Osteoklase und Osteotomie wählen, wir glauben in einer Klinik wenigstens den blutigen Eingriff vorziehen zu dürfen. Bei unseren acht Osteotomieen wurde jedesmal gleichzeitig die Achillessehne subkutan durchschnitten, da sie geschrumpft und darum ein Hindernis der Geraderichtung ist. Stellt sie doch die geometrische Sehne des Unterschenkelbogens dar.

Die Tibia valga ist weit seltener, wir hatten nur ein einziges Mal Gelegenheit, sie zu sehen und operativ zu beseitigen.

Siebentes Kapitel.

Über den angeborenen und erworbenen Klumpfuß.

Modellierendes Redressement, Sehnenüberpflanzung.

Die Behandlung des angeborenen Klumpfußes, einer bekanntlich ungemein häufigen Mißbildung, ist in den letzten Jahren eine erheblich dankbarere und zugleich mühelosere geworden durch die Anwendung des modellierenden Redressements.

55 Fälle, darunter 27 mit doppelseitigem Klumpfuß, gaben uns in dem Berichtsjahre Anlaß, das Verfahren zu verwenden, das wir schon vorher etwa 200 mal erprobt hatten. Die Methode bezweckt die langsame Umformung des Fußes in einer einzigen Narkose durch Dehnung der verkürzten konkavseitigen Weichteile unter absoluter Schonung des Fußskelettes. Man erreicht die normale Stellung nicht nur, sondern sogar eine Überkorrektur selbst bei der schwersten Deformität Erwachsener mit Händekraft oder mit Zuhilfenahme einer Schraubenvorrichtung. Einige Geduld ist freilich bei der Prozedur unerläßlich, wir dürfen nicht eher ermüden, als bis der völlig weich gewordene Fuß sich ohne jegliche Anstrengung in die Hackenplattfußposition bringen läßt. Dann erst wird ein exakter Gipsverband angelegt, in welchem die Patienten drei bis fünf Monate herumgehen. In diesem Zeitraum spielt sich eine Umbildung der Fußwurzelknochen ab, die ihre Keilform verlieren und gewissermaßen in die klaffenden Gelenkspalten der inneren konkaven Seite hineinwachsen, so daß wir nach Abnahme des Verbandes normale Knochenformen finden und darum ein Recidiv nicht zu befürchten haben.

Verfolgen wir das Redressement etwas genauer. Nach gründlicher Reinigung des Fußes beginnt unsere Arbeit, die zunächst auf die Beseitigung der Adduktion hinzielt. Die eine Hand umfaßt die Knöchel und schützt sie vor einem

Bruch, während die andere Hand den Vorderfuß wie die Ferse langsam aber stetig nach außen drängt. Mehr und mehr verschwinden die Knochenprominenzen an der Außenseite der Fußwurzel, der äußere früher konvexe Fußrand wird immer ausgesprochener konkav, bis schließlich die Großzehe weit nach außen von der bekannten Richtungslinie Spina ilei — Mitte der Patella — steht.

Jetzt wird der Kampf gegen den Hohlfuß gerichtet und bald geben die starr vorspringenden Fascien und Bänder der Fußsohle nach, so daß die Planta geradezu nach unten konvex wird.

Nun besteht noch mehr oder weniger ausgesprochen der Spitzfuß, der uns zur subkutanen Durchschneidung der Achillessehne veranlaßt. Der Einfluß der Tenotomie ist bei älteren Füßen oft gering, bisweilen gleich Null, erst ein manuelles Herabholen der Ferse vervollständigt den Erfolg, der indessen häufig getrübt wird durch die mangelhafte Entwickelung des Processus posterior calcanei. Bei Kindern holt der Knochen wohl das Versäumte ein, Erwachsene aber behalten gelegentlich eine, ich möchte sagen kernlose Ferse übrig.

Es bedarf endlich einer Schlußanstrengung, um die nötige Supination hinzuzufügen, der seiner Elastizität beraubte Fuß kann dann mit einem Finger in die gewünschte Position hinübergeführt werden. Je nachgiebiger der Fuß geworden, um so leichter wird dann die Anlegung des Verbandes, um so geringer sind nachträglich die Schmerzen, um so unwahrscheinlicher ist das Eintreten eines Decubitus.

Es ist schwer vorauszusagen, ob das Modellieren leicht oder schwer gelingen wird, aber daß es gelingen wird, können wir stets versprechen.

Manchmal macht der mäßig deformierte Fuß eines fünfjährigen Kindes mehr Arbeit, als der hochgradige Klumpfuß eines Erwachsenen, so daß die bekannte Einteilung der Deformität in verschiedene Grade entsprechend dem klinischen Bilde für das Heilverfahren keineswegs immer zutrifft.

Der Gipsverband wird alsbald auf eine gute Watteunterlage nach besonders sorglicher Polsterung des inneren Fußrandes angelegt, geschickte Assistentenhände sind namentlich zum Festhalten von Kinderfüßen sehr erwünscht. Solide muß der Verband werden, ganz besonders an der Sohle, die zwar durch einen Lederüberschuh geschützt wird, aber im Laufe der nächsten Monate doch viel auszuhalten hat.

Am vorderen Rande schneiden wir den Verband so aus, daß wir den Blutumlauf in den Zehen erkennen können, daß aber die Großzehe ganz eingeschlossen ist. Ein Wunddrücken derselben soll dadurch vermieden werden. Sind die Schmerzen erst vorüber, was nach zwei bie drei Tagen regelmäßig der Fall ist, so ist das eigentliche Krankenlager zu Ende und die Patienten gehen in des Wortes eigenster Bedeutung ihrer Heilung entgegen. Von neuem ist man jedesmal erstaunt, bei der Lösung des Verbandes nach einigen Monaten einen völlig umgeänderten Fuß zu finden. In normale gegenseitige Lagerung sind die Fußwurzelknochen eingetreten, große Schleimbeutel sind gänzlich verschwunden, die Schwielen losgelöst, die Sohle so abgeflacht, daß wir oft das Bild eines leichten Plattfußes vor uns haben (Fig. 13 u. 14 S. 40 u. 41). Freilich ist auch die Unterschenkelmuskulatur recht abgemagert, und es bedarf einer energischen Nachbehandlung mit Bädern, Massage und Gymnastik, um die funktionelle Wiederherstellung mit der anatomischen Heilung zu vereinigen. Wer die Methode gesehen oder erprobt hat, wird ihre Vorzüge gegenüber allen früher blutigen und unblutigen Verfahren anerkennen. Ein einziger Verband genügt, um einen vollkommenen Erfolg zu haben, in jedem Lebensalter, in Fällen, die früher sogar für amputationsreif gelten mochten. Gerade bei solchen verzweifelten Fällen beweist die Methode ihre unbegrenzte Überlegenheit gegenüber jeder Knochenoperation. Die Entfernung des Talus würde ja hierbei einen sehr mangelhaften Erfolg, die rücksichtslose Ausschneidung eines Knochenteiles aber die Opferung eines erheblichen Teiles des Fußes, also eine beträchtliche Verstümmelung bedeuten. Nur das Redressement erzielt einen normal geformten und normal beweglichen Fuß, der höchstens an Länge hinter dem gesunden Fuße zurücksteht. Dabei ist das Verfahren für Arzt und Patienten nicht sehr mühselig, mit den einfachsten Mitteln durchzuführen und nicht gefährlich. Freilich ganz ungestört

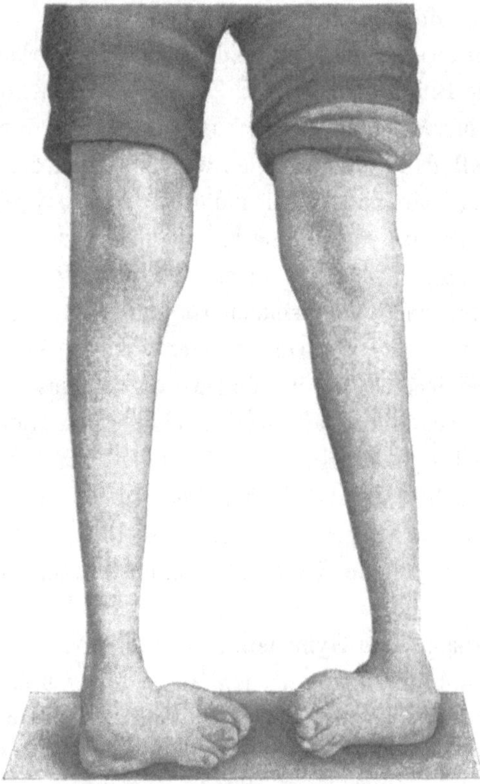

Fig. 13. Hochgradige angeborene Klumpfüße bei 20 Jahre altem Mann.

wird die Heilung nicht immer vor sich gehen, wenn ich auch sagen muß, daß ich so gut wie nie durch solche Zufälle um den Erfolg gänzlich betrogen worden bin. Es kann beim Modellieren ein Hauteinriß vor dem inneren Knöchel durch Überdehnung entstehen, der, aseptisch verbunden, nichts zu sagen hat. Es bildet sich gelegentlich an der gleichen Stelle nachträglich eine gewöhnlich belanglose Blase. Auch ein Decubitus ist nicht absolut ausgeschlossen, ebenso wenig wie eine Infektion bei aseptischem Operieren. Nicht nur durch einen Fehler im Verbande kann es passieren, ich sah ihn eintreten durch den Druck der die Knöchel umfassenden Finger bei zarten Säuglingen. Sind die Unterschenkelknochen

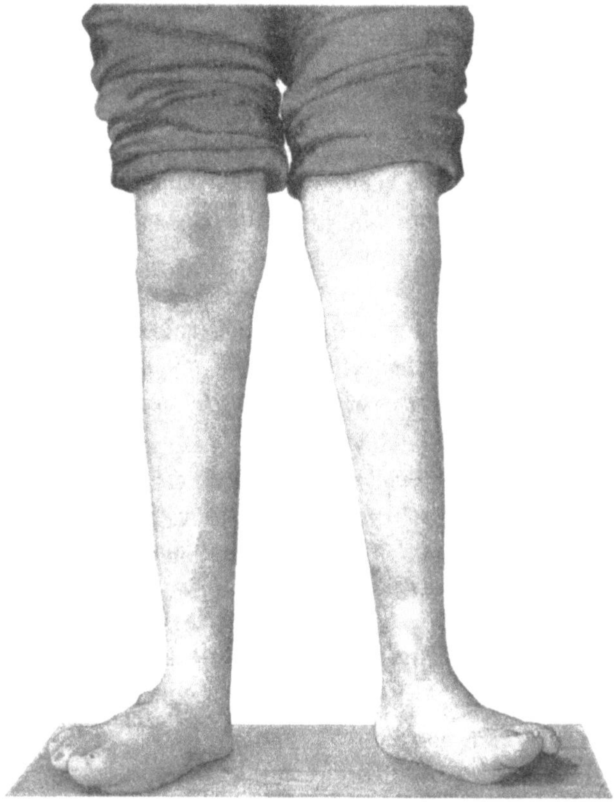

Fig. 14. Derselbe durch modell. Redressement in einer Sitzung geheilt.

abnorm weich, so kann das Modellieren unmöglich werden, indem der Unterschenkel trotz besten Fixierens sich umkrümmt. Zweimal habe ich dies unangenehme Ereignis bei anscheinend gesunden Kindern erlebt, bei denen nach Monaten die Rhachitis zum deutlichen Ausbruch kam.

Man hat viel darüber gestritten, wie frühzeitig man einen angeborenen Klumpfuß behandeln soll. Ich begnüge mich gerne während der ersten Lebensmonate mit täglichem Redressieren und Wickeln und verteile auch dann noch innerhalb des ersten Lebensjahres mit Vorliebe das Modellieren auf zwei durch einige Tage getrennte Sitzungen, um jede zu starke Weichteilquetschung zu vermeiden. Eine obere Altersgrenze besteht wohl überhaupt nicht, wir haben bei einem 26 jährigen Manne ohne Schwierigkeit redressiert.

Der Erfolg ist, wie gesagt, ein dauernder und bedarf zu seiner Sicherung keines orthopädischen Apparates, sondern nur eines zweckentsprechend geformten, schiefgesohlten Stiefels. Nachts über lasse ich allerdings im ersten Jahre eine einfache Schiene tragen.

Wir können nach dem Gesagten wohl glauben, daß die Behandlung des angeborenen Klumpfußes keiner weiteren Verbesserung fähig oder bedürftig ist.

Anders liegt die Sache bezüglich des paralytischen Klumpfußes, wie er insbesondere nach spinaler Lähmung häufig aufzutreten pflegt. Das modellierende Redressement läßt sich freilich auch hier durchführen, aber der nachher sich selbst überlassene Fuß wird langsam und sicher wieder deformiert werden, weil eben das eigentliche Grundleiden, der Ausfall der Pronationsmuskulatur, unbekämpft und unbeseitigt blieb. Unter günstigen Umständen lassen sich die paralytischen Muskeln wohl ersetzen durch elastische Züge, die an Hülsenschienenapparaten angebracht werden, oder man kann dem Wiedereintreten der Deformität durch Hemmungsvorrichtungen an den Schienenscharnieren entgegenarbeiten, so daß wir eine erhebliche Besserung der Gehfähigkeit erzielen. Wir haben uns im ganzen fünfmal mit solchen Hülsenapparaten begnügt aus verschiedenen Gründen, sind aber, wenn möglich, lieber in gleich zu erörternder Weise verfahren.

Ein ebenso naheliegender als selten verwirklichter Gedanke ist es, gut erhaltene, aber funktionell unwichtige Nachbarmuskeln auf die gelähmten Sehnen zu überpflanzen und so die noch vorhandene Kraftsumme in zweckmäßiger Weise zu verteilen. Es ist dies eine reizvolle, gewissermaßen rechnerische Aufgabe, die in jedem Falle wieder anders zu lösen ist. Die Ausführung der Operation gestaltet sich durchaus einfach, aber natürlich verschieden je nach der Ausdehnung der Lähmung. Wir haben eine derartige Operation beim Klumpfuß 13 mal ausgeführt und wohl alle Möglichkeiten der Transplantation erschöpft.

Fehlt uns die Peroneusgruppe, so kann der halbe Tibialis anticus, der Extensor hallucis oder der Zehenstrecker, aufgepflanzt werden, indem dieselben, subfascial herangezogen, durch die geschlitzte Peroneussehne durchgeflochten und vernäht werden.

Bisweilen fehlen aber auch einzelne Muskeln der vorderen Muskelgruppe, namentlich oft der Tibialis anticus, der dann eventuell durch einen Zehenstrecker ersetzt wird. Ist Hilfe von vorne ausgeschlossen, so liefert der Wadenmuskel Überpflanzungsmaterial. Wir haben sogar wiederholt die Achillessehne in drei Teile zerlegt, von denen einer der vorderen, der zweite der lateralen Muskelgruppe des Unterschenkels zugeführt wurde, während der dritte der plastischen Verlängerung der verkürzten Sehne diente. Nach gelungener Operation sahen wir das eigentümliche Bild eintreten, daß bei Kontraktion des Gastrocnemius seine Sehnen vorne, hinten und außen sich ausspannten, so daß der Muskel gewissermaßen sein eigener Antagonist war. Nicht daß z. B. der Tibialis anticus Peroneuswirkung erzielt, mag auf den ersten Blick verwunderlich erscheinen, wohl aber, daß der Tibialis sich kontrahiert dann, wenn eine Peroneusaktion beabsichtigt ist. Erinnern wir uns aber daran, daß es sich überhaupt bei Bewegungen nicht um isolierte Muskelthätigkeit, sondern um eine Kombinationswirkung handelt, so begreifen wir den Vorgang recht wohl.

Handelt es sich um einen paralytischen Klumpfuß alten Datums mit knöcherner Verbildung, so schicken wir der Transplantation das modellierende Redressement voraus. Nach vollendeter Sehnennaht werden die Wunden mit Silkworm geschlossen, einem Nahtmaterial, das beliebig lange liegen bleiben darf und darum überall da von uns verwendet wird, wo alsbald nach der Operation für eine Reihe von Wochen ein Gipsverband anzulegen ist. 4—7 Wochen lang können die Kranken nun im Verbande laufen, dann beginnt die Nachbehandlung mit Massage, Elektrizität, Gymnastik.

Eine aseptische Heilung vorausgesetzt, die uns bei allen unseren Überpflanzungen nur einmal mißlungen ist, und unter richtiger Auswahl der Fälle sowohl wie des Überpflanzungsmodus dürfen wir einen Erfolg stets erwarten, manchmal erhalten wir ein geradezu ideales Resultat. Jedenfalls haben wir in der Sehnenüberpflanzung ein noch lange nicht genügend bekanntes Verfahren, das weiterer Vervollkommnung gewiß zugänglich sein wird.

Viel seltener als durch Lähmung ist der Klumpfuß durch eine Verletzung bedingt. Wir haben einen solchen traumatischen Pes varus einmal nach disloziert geheiltem Knöchelbruch, einmal nach Absceßincision am Fersenbein entstanden gesehen. In letzterem Falle that uns das Krukenberg'sche Pro- und Supinationspendel sehr gute Dienste, indem es die geschrumpften Weichteile so weit dehnte, daß aktive Pronation wieder möglich wurde.

Besonders interessant war ein Patient mit Rotationsluxation des Talus nach außen und konsekutiver starker Klumpfußstellung, die durch die Exstirpation des Sprungbeines völlig beseitigt wurde.

Achtes Kapitel.

Die verschiedenen Formen des Plattfußes und ihre Therapie.

Der Plattfuß ist ein außerordentlich weit verbreitetes Leiden, das indes häufig nur geringe oder nur periodisch vorübergehende Beschwerden verursacht und darum nicht so oft zur Behandlung kommt als man erwarten sollte. Es handelt sich fast immer um eine erworbene Deformität, doch beobachteten wir dieselbe angeboren bei zwei Kindern mit kongenitalem einseitigem Klumpfuß, wo offenbar der Pes varus den anderen Fuß in die fehlerhafte Position gedrängt hatte. Interessant war ein weiteres Kind, das bei gleichzeitig bestehendem Defekt der Fibula einen höchstgradigen Plattfuß besaß, so zwar, daß der äußere Fußrand dem Unterschenkel anlag. Das modellierende Redressement gelang hier wie beim angeborenen Klumpfuß, dann wurde entsprechend Bardenheuer's Vorschlag die Tibia längs gespalten und der Fuß in die so erhaltene Gabel gedrängt und zwar in Spitzfußstellung, um die beträchtliche Verkürzung auszugleichen. Es war nach vollendeter Heilung ein besonders gearbeiteter Stiefel nötig, um die gute Stellung des Fußes zu sichern.

Bei muskelschwachen und rhachitischen Kindern ist der Plattfuß nicht selten, man sieht namentlich beim Betrachten von hinten, wie bei jedem Auftreten der Fuß durch ungenügende Muskelfixation in starke Pronation gedrängt wird. Wiederholt hatten wir guten Erfolg durch Anlegen von schiefgesohlten Schnürstiefeln, bei denen statt einer Einlage die Sohle an Stelle der Fußhöhlung solide mit Leder hochgearbeitet war. Zweimal genügte diese einfache Vorrichtung nicht, wir mußten Innenschienen am Unterschenkel hinzufügen.

Die weitaus wichtigste Gruppe bildet der sogenannte statische Plattfuß, der zu jeder Zeit sich entwickeln kann, wenn der Fuß durch übervieles Stehen oder durch zunehmende Körperschwere zu sehr in Anspruch genommen wird.

Es entstehen Schmerzen, die sich keineswegs an die typischen drei Stellen halten, von denen die Lehrbücher berichten, sondern selbst in der Großzehe des öfteren lokalisiert werden. Man muß sich indessen hüten, jeden Schmerz im Fuß mit Plattfußbildung in Verbindung zu bringen. Kürzlich kam z. B. eine bisher mit Einlagen behandelte junge Frau in die Anstalt, bei der sich die Residuen einer gonorrhoischen Sehnenscheidenentzündung des Tibialis posticus als Ursache der Beschwerden nachweisen ließen.

Bleiben die ersten Schmerzen, gewissermaßen die Notrufe des leidenden Fußes, unbeachtet, so kann sich eine spastische Abduktions- und Pronationskontraktur durch reflektorischen Krampf der Peronealmuskeln, der sogenannte kontrakte oder entzündliche Plattfuß entwickeln. Und weiterhin kommt es durch Umformung der Knochen zu einer ossär fixierten Deformität, ohne daß indessen nun der kosmetisch und funktionell geschädigte Patient von weiteren Schmerzanfällen dauernd verschont bleiben müßte.

Die leichteste therapeutische Aufgabe fällt uns zu, wenn der schmerzhafte Fuß passiv noch frei beweglich ist. Die Massage der Unterschenkelmuskulatur bessert deren Funktion, und zweckmäßig schließen wir gymnastische Übungen im Sinn der Supination daran an. Wiederholt sahen wir, daß der passiv ungehemmte Fuß aktiv nicht supiniert werden konnte, wir hatten geradezu den Eindruck, als fehle die richtige Muskelkoordination, die durch Übung erst wieder erlernt werden mußte.

Der Fuß bedarf aber außerdem einer zweckmäßigen Stütze, die ihm durch eine richtige Einlage verschafft wird. Wir stellten eine große Zahl solcher Einlagen in der Weise her, daß wir zunächst uns einen Abdruck der gut supinierten Sohle mittels Gipsbinden oder Gipsbrei machten und nach dem so gewonnenen Modell ein Stahlblech trieben oder Celluloid walkten, so daß die Wölbung gleichmäßig vom äußeren Fußrand, von der Ferse und vom Zehenballen zum Scheitel des Fußgewölbes ansteigt. Entsprechend der fortschreitenden Heilung kann diese Einlage höher getrieben werden.

Ist der Fuß spastisch fixiert, so wird das Anlegen eines festen Verbandes notwendig in korrigierter Stellung, die entweder durch Bettruhe und Massage oder in Narkose hergestellt wird. Nach 3—4 Wochen tritt dann die gleiche Behandlung ein wie beim frei beweglichen Plattfuß und hört erst auf, wenn aktiv energische Supinationsbeweguugen möglich sind. Sehr oft haben wir es aber mit teilweise oder gänzlich knöchern festgewachsener Deformität zu thun. Man hat in letzterem Fall mehrfach Knochenoperationen ausgeführt, dabei aber entweder mäßigen Erfolg oder eine Verstümmelung erhalten, wie auch beim Klumpfuß.

Wir haben darum auch hier das modellierende Redressement in neun Fällen angewendet und hatten alle Ursache damit zufrieden zu sein. Die Umformung gelang selbst nach 10 jährigem Bestehen der Deformität bei Erwachsenen und zwar anatomisch wie auch funktionell, so daß diese Methode zu weiterer Nachprüfung angelegentlich empfohlen werden kann (Fig. 15 u. 16). Die Achillessehne wird dabei mit Vorteil subkutan durchtrennt, da sie sich regelmäßig anspannt und die genügende Dorsalflexion verhindert.

Der Verband muß mindestens 6 Wochen getragen werden, dann greift die Nachbehandlung ein.

Spielt schon beim statischen Plattfuß die Muskelinsufficienz eine wichtige Rolle, so gilt dies Moment natürlich vielmehr noch beim paralytischen Plattfuß. Derselbe kommt bei Lähmung aller oder nur einzelner Unterschenkelmuskeln zu stande. Sind alle Muskeln außer Funktion, besteht also ein Schlottergelenk mit Plattfußstellung, ist ferner das Kniegelenk aktiv normal beweglich, dann ist die künstliche Versteifung des Sprunggelenkes, die Arthrodese, angezeigt. Wir haben dieselbe 2 mal unter dieser Indikation mit bestem Erfolg ausgeführt. Es wurde das Gelenk durch einen Bogenschnitt hinter dem äußeren Knöchel eröffnet, der Fuß völlig nach innen umgelegt und die ganze Knorpelfläche an Talus, Tibia und Fibula angefrischt, dann die Wunde ohne Tamponade vernäht. Einmal war gleichzeitig die Versteifung des unteren Sprunggelenkes angezeigt.

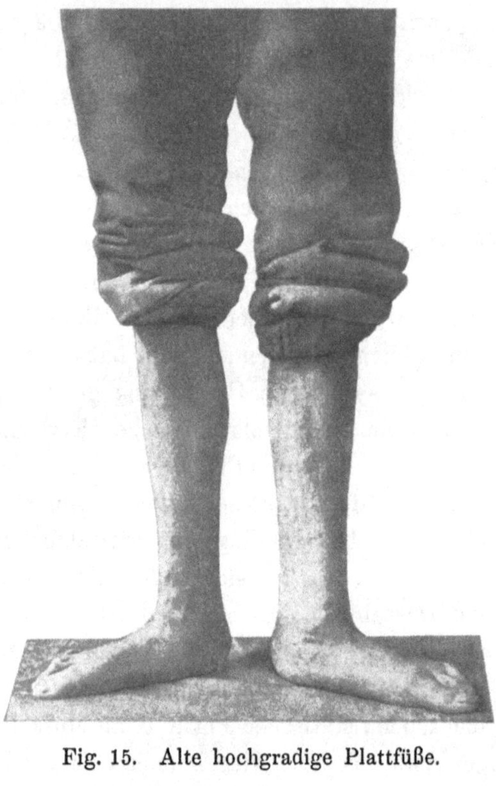

Fig. 15. Alte hochgradige Plattfüße.

Handelt es sich nur um einzelne gelähmte Muskeln, so ist unzweifelhaft die Sehnenüberpflanzung zu versuchen, wie wir sie 4 mal ausgeführt haben. Es wird sich gewöhnlich um einen Ersatz der beiden Tibiales oder des einen derselben handeln. Auf den Tibialis anticus läßt sich der Extensor hallucis oder der Extensor digitorum oder beide zusammen, oder wenn diese zu schwach, ein Peroneus aufpfropfen, nachdem er subfascial nach vorn gezogen wurde.

Der Tibialis posticus kann Kraftzufuhr vom Gastrocnemius wie von einem Peroneus erhalten. In einem Fall von enorm hochgradigem, seit 9 Jahren bei einem jetzt 11 jährigen Mädchen bestehenden Plattfuß — eine Druckschwiele mit vereitertem Schleimbeutel befand sich auf dem Malleolus interus — haben wir zunächst den Fuß modelliert, was sehr schwer gelang, dann in der gleichen Sitzung eine

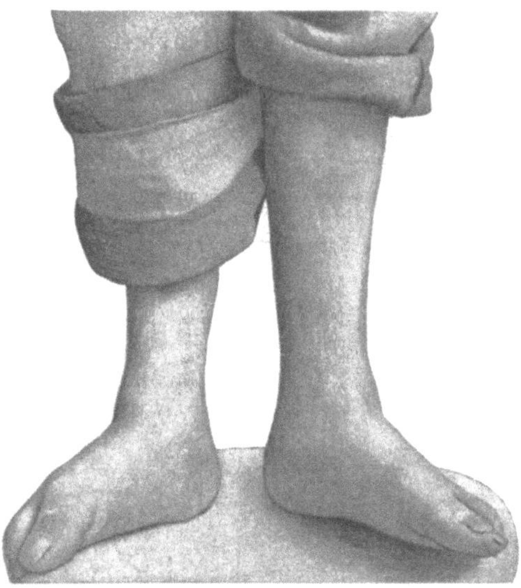

Fig. 16. Dieselben nach dem modellierenden Redressement.

komplizierte Überpflanzung gemacht: Auf den gelähmten Tibialis anticus wurde der erhaltene Extensor hallucis und der halbe Zehenstrecker nach Druckflechtung aufgenäht. Der sehr kräftige Peroneus longus wurde unter der Achillessehne nach innen gezogen und mit der Tibialis posticussehne verbunden, schließlich der Zehenbeuger mit der Achillessehne vernäht, so daß eigentlich nur der Peroneus brevis seiner Bestimmung treu blieb. Jetzt ist das Mädchen, dank dieser anatomischen Verwirrung, nicht nur im stande den Fuß zu heben und zu senken, sondern sie kann auch Supinationsbewegung ausführen, wobei natürlich der Peroneus kontrahiert wird.

Schließlich wäre noch kurz der seltene spastisch paretische Plattfuß zu erwähnen. Einen solchen äußerst schwierigen, doppelseitigen Fall hatten wir zu behandeln, bei dem gleichzeitig starke Kniekontrakturen bestanden. Da die Fußwurzel deformiert war, so mußte das modellierende Redressement angewendet werden. Das 15jährige Mädchen, das vorher bei Gehversuchen anhaltend hinfiel, konnte schließlich mit ausgedehnten Hülsenapparaten gerade stehen und langsam, aber sicher sich fortbewegen.

So sehen wir, daß die Plattfußtherapie, der gegenüber eine verbreitete Abneigung besteht, sich bedeutend fortentwickelt hat und keineswegs so undankbar ist, auch in schweren Fällen, als man annehmen möchte.

Neuntes Kapitel.

Über den Spitzfuß und Hohlfuß.

Wenn der Fuß durch Lähmung der Tibialis anticus in die Equinusstellung herabsinkt, so kommt es allmählich zu einer nutritiven Verkürzung der Achillessehne und damit zu einer Fixierung der Deformität. Ist letztere noch nicht hochgradig, so genügt die subkutane Tenotomie der Achillessehne, um den Fuß wieder rechtwinklig zum Unterschenkel stellen und in geeignetem Hülsenapparat festhalten zu können. Es empfiehlt sich, das Sprunggelenkscharnier so weit beweglich zu lassen, daß der Fuß ein wenig unter den Rechten herabzusinken vermag, es wird dadurch das Abwickeln beim Gehen erleichtert. Die Dorsalflexion kann durch elastische Züge ermöglicht werden. Zweimal sind wir so vorgegangen. Ist eine Distanz der Sehnenstümpfe nach der Achillotenotomie von mehr als $1^1/_2$—2 cm zu erwarten, dann ist die plastische Verlängerung der Sehne vorzuziehen im Interesse der sicheren Wiedervereinigung. Die Sehne wird längs gespalten und an den Enden dieses Schlitzes nach entgegengesetzten Seiten quer abgeschnitten, sie kann nun um die ganze Länge der Schlitzung auseinander gezogen und dann vernäht werden. Wir haben diese einfache Operation wohl ein Dutzend Mal ausgeführt und stets glatte Heilung gesehen.

Kaum irgendwo liegen die Verhältnisse günstiger für eine Sehnenüberpflanzung als beim reinen paralytischen Spitzfuß, die wir durch Aufnähen von Nachbarmuskeln zweimal in Angriff nahmen. Bei einem Kind war bei der Verbandabnahme nach 4 Wochen die Dorsalflexion sofort teilweise möglich und machte rasche Fortschritte, indem der Extensor hallucis sich sehr gut seiner neuen Aufgabe anpaßte.

Den spastisch paretischen Spitzfuß ohne anderweitige spastische Kontrakturen, also abgesehen z. B. von der spastischen Spinalparalyse, hatten wir zweimal mit Tenotomie und später mit Schienenhülsenapparaten zu behandeln Gelegenheit, eine keineswegs schwere, sehr dankbare Aufgabe, da der Gehakt außerordentlich gebessert werden kann.

Nicht selten sahen wir den Hohlfuß oder seine Kombination mit Spitzfuß, der doppelseitig langsam entstanden war, ohne daß wir in den fünf derartigen Fällen über seine Entstehung ins Klare kamen. Es dürfte sich meist wohl um ein nervöses Grundleiden handeln, das mit Muskeldystrophie und Schrumpfung einhergeht.

Wir machten regelmäßig die Durchschneidung der Plantaraponeurose und der Achillessehne und gaben nachher orthopädische Apparate. Den Gang konnten wir dadurch bessern, aber die eigentliche Muskelkrankheit dürfte doch langsame Fortschritte machen. Vielleicht bringt die weitere Beobachtung mehr Klarheit in das Wesen der Krankheit, die möglicherweise dem Neuropathologen bekannter ist.

Zehntes Kapitel.

Die Orthopädie bei Nervenleiden.

Kranke mit Lähmungen, mit paralytischen und spastischen Kontrakturen sind es vor allem, denen eine orthopädische Kur unter Umständen Besserung bringen kann. Wir sind im stande, durch manuelle und maschinelle Behandlung, Massage und Bewegungen, in ihrer Innervation gestörte Muskeln zu kräftigen oder sie gewissermaßen so lange über Wasser zu halten, bis der normale Reiz ihnen nach Wiederherstellung der Nervenleitung wieder zugeführt werden kann, wir vermögen also recht wohl die Maßnahmen des Elektrotherapeuten zu unterstützen. Es ist ja durchaus sichergestellt, daß die Handgriffe der Massage sowohl direkt erregend auf die Muskeln wirken, als auch indirekt deren Kräftigung herbeiführen durch Erzeugung einer arteriellen Hyperämie, einer künstlich vermehrten Durchblutung. Und wenn wir auch verloren gegangene Muskeln nicht wieder ins Leben zurückrufen können, so läßt sich immerhin oft aus den Trümmern ein neues, wenn auch bescheidenes Gebäude herstellen.

In zweiter Linie sind es orthopädische Apparate, mit denen wir unzweifelhaft Erfolge erzielen können.

Künstlicher Muskelersatz durch geschickte Anbringung von elastischen Zügen kann das verloren gegangene Wechselspiel von Beugung und Streckung wieder ermöglichen oder den Zug spastischer Muskeln überwinden; geeignete Hemmungsvorrichtungen an Scharnieren in Verbindung mit solchen Zügen schaffen aus einem gelähmten, funktionell wertlosen Bein eine brauchbare Stütze.

Drittens sind operative Eingriffe an Sehnen und Gelenken zu erwähnen.

Spastisch oder schon nutritiv verkürzte Muskeln sind durch quere Durchschneidung oder plastische Verlängerung der Sehnen der Norm wieder zu nähern, wodurch Gelenkkontrakturen zum Verschwinden gebracht werden.

Die Überpflanzung von gesunden Muskeln auf gelähmte Sehnen zum Zweck funktioneller Restitution wichtiger Bewegungen ist erst in jüngster Zeit mehrfach geübt worden und wird unzweifelhaft weiter vervollkommnet werden. Insbesondere am Unterschenkel liegen die anatomischen Verhältnisse für derartige Kraftübertragungen besonders günstig, da sowohl innerhalb einer Muskelgruppe als zwischen den benachbarten drei Muskelkomplexen Vertauschungen ausführbar sind. In den über Platt- und Klumpfuß handelnden Abschnitten ist eingehender geschildert, wie z. B. der Extensor hallucis Stellvertreter der Tibialis anticus, wie der Peroneus ein Supinator, wie die Hälfte des Gastrocnemius Antagonist seiner zweiten Hälfte werden kann.

Unter etwa 20 von uns ausgeführten Transplantationen betrafen alle paralytische Deformitäten des Sprunggelenkes mit Ausnahme eines Falles von Lähmung des Quadriceps, dessen Ersatz durch den besonders mächtigen Sartorius, allerdings erfolglos, versucht wurde. Doch werden vielleicht auch manche L ä h m u n g s z u s t ä n d e der oberen Extremität dem Verfahren gegenüber sich als zugänglich erweisen, wenn es gelingt, durch zweckmäßige Kraftverteilung das Übergewicht einer Muskelgruppe über eine andere geschwächte zu beseitigen.

Durch das Aufkommen dieser Methode wird gewiß der Indikationskreis für die künstliche Gelenkversteifung bei Lähmungsdeformitäten, resp. Schlottergelenken weiter eingeengt werden müssen. Man hat die Arthrodese bekanntlich als eine Operatio pauperum bezeichnet, der gegenüber die Apparatbehandlung bei Reichen den Vorzug verdiene.

In der That ist ein Mensch mit schlotterndem Sprunggelenk in einer Hinsicht besser daran, wenn er in einem Apparat geht, der das Abwickeln des Fußes erlaubt, als wenn das Gelenk völlig steif ist. Und das Gleiche gilt für das Kniegelenk. Freilich ist dieser Patient dann zeitlebens mit einem Apparat belastet, der einen regelmäßigen und kostspieligen Verkehr mit dem Bandagisten erfordert. Ist dieser zu vermeiden, so ist der Vorteil der Freiheit und Unabhängigkeit nicht zu verkennen.

Besteht ein haltloses Kniegelenk bei kompleter Lähmung seiner Muskeln, so würde meines Erachtens entschieden dann die Arthrodese angezeigt sein, wenn das Sprunggelenk normal beweglich und eines Apparates nicht bedürftig ist. Denn nach gelungener Versteifung ist der Patient als völlig hergestellt zu betrachten.

Ist das Kniegelenk normal, daß Fußgelenk total gelähmt, so kann die Arthrodese ebenfalls einen Apparat entbehrlich machen. Doch ist andererseits ein Hülsenapparat für das Sprunggelenk eine so geringe Belastung und Belästigung des Kranken, daß man ihm in einen solchen Fall sehr wohl die Wahl lassen kann zwischen beiden Mitteln.

Bei partieller Lähmung, namentlich am Sprunggelenk, wird vor allen Dingen die Möglichkeit einer Überpflanzung in Betracht zu ziehen sein.

Mechanische Behandlung, Apparatanwendung, Operation müssen sehr häufig kombiniert werden, um einen Erfolg zu erzielen, so z. B. bei der Therapie der spastischen Parese, die als sogenannte „angeborene Gliederstarre“ ein ungemein typisches Bild darstellt. Siebenmal waren wir hierbei vor eine schwierige therapeutische Aufgabe gestellt, die aber keineswegs so undankbar ist, wie man annehmen möchte.

Wir haben offene und subkutane Operationen an der Achillessehne, in der Kniekehle, an den Adduktoren vorgenommen, die Kontrakturen beseitigt und neben Pflege der Muskulatur die günstige Stellung in ziemlich komplizierten Hülsenapparaten gesichert, und haben wiederholt die Freude erlebt, aus Krüppeln gehfähige Individuen werden zu sehen.

Geduld freilich gehört von allen Seiten dazu und Zeit wie Kosten dürfen nicht gescheut werden, um das Mögliche zu erreichen.

Nicht nur an den Extremitäten können Muskel- und Nervenaffektionen orthopädische Behandlung erfordern, sondern auch am Rumpf. Lähmung und Schwäche der Rückenmuskulatur macht bei einer Reihe von Nervenleiden mechanische Stützung der Wirbelsäule wünschenswert, um Deformierung zu verhüten. Daß Kyphose und Skoliose bei einzelnen solchen Krankheiten, so namentlich bei Syringomyelie, ein häufiges Vorkommnis darstellt, ist bekannt.

Daß hier geeignete Mieder der Verkrümmung Einhalt zu thun vermögen, ist sicher, fraglich aber zum mindesten scheint es, ob wir durch Extension der Wirbelsäule einen heilsamen Einfluß auf das Grundleiden auszuüben imstande sind.

Kurz hingewiesen sei schließlich auf Gelenkleiden, wie sie auf nervöser Basis häufig beobachtet werden. Chronische deformierende Arthritiden, die tabische Arthropathie und ähnliche Affektionen, die zu schweren Störungen von Form und Funktion der Gelenke führen, können durch orthopädische Maßnahmen günstig beeinflußt werden. Namentlich kommen hierbei Hülsenapparate in Betracht, die durch Distraktion und Entlastung die fortschreitende Zerstörung der Gelenkenden aufhalten und die Extremität tragfähig machen.

Gewiß wird so manches Nervenleiden durch derartig kombinierte Behandlung des Elektrotherapeuten und des Orthopäden gelindert werden können, wenn erst einmal die Orthopädie sich auch auf diesem Gebiet mehr Beachtung und Anerkennung errungen haben wird.

Elftes Kapitel.

Einiges über Verletzungen und Verletzungsfolgen.

Die Behandlung Unfallverletzter in eigenen Anstalten bringt — diese Erkenntnis bricht sich mehr und mehr Bahn — eine Reihe von Vorteilen für alle Beteiligte. Der Versicherungsanstalt wird der Überblick über das Schicksal der

Verletzten, der geschäftliche Verkehr erleichtert. Der Patient wird durch Ermöglichung intensiver Behandlung in seiner Wiederherstellung gefördert und gesichert.

Aber auch unser ärztliches Wissen wird durch die Beobachtung eines größeren Verletztenmaterials bereichert. Haben sich doch unsere Ansichten über die Heilungsdauer vieler Verletzungen ganz erheblich geändert, seit wir gezwungen wurden, neben chirurgisch-anatomischer Heilung die funktionelle Wiederherstellung mehr zu berücksichtigen.

Freilich gehört eine Entsagung des Fachchirurgen wie des praktischen Arztes dazu, um die Verletzten aus der Hand zu geben und zur richtigen Zeit solchen Anstalten zu überweisen. Die Überlegung aber, daß die aufreibende Thätigkeit der täglichen Praxis oder die immer wachsenden, oft sofort zu lösenden Aufgaben der großen Chirurgie keine Zeit lassen zu der Zeit, Geduld und Regelmäßigkeit erfordernden Nachbehandlung Unfallverletzter, verlangt diese Selbstverleugnung von jedem gewissenhaften Arzt, der sich seiner wichtigen Position bei der Handhabung und Bethätigung unserer sozialpolitischen Gesetzgebung bewußt ist.

Die ungemein wichtige Beurteilung und Begutachtung Rentenberechtigter geschieht mit Vorteil durch den behandelnden Arzt, da dieser leicht imstande ist, Aussagen, Lebensführung, Berufsthätigkeit des Patienten zu kontrollieren. Auf der anderen Seite muß freilich gesagt werden, daß heutigen Tages, wo die jungen Ärzte auf unseren Universitäten noch wenig bekannt gemacht werden mit diesem neuen Zweig der Medizin, die Berufsgenossenschaften der durch Übung gleichmäßiger ausfallenden Begutachtung durch einzelne Vertrauensärzte häufig den Vorzug geben.

Wer in dem gewiß mühsamen Verfassen solcher Berichte nur eine Last empfindet, verkennt den engen Zusammenhang, den unsere stille Arbeit mit der Wohlfahrt des ganzen Volkes hat.

Übel daran ist auch derjenige, welcher in jedem Verletzten mißtrauisch einen Simulanten wittert, in dessen Entlarvung er seine Aufgabe erblickt. Gewiß müssen wir unser Auge offen halten gegenüber dem in unserer Gegend wenigstens nicht ausgedehnten Simulantentum, die häufige Übertreibung aber sollten wir mit einer die menschliche Schwäche berücksichtigenden wohlwollenden Milde, nicht mit unbarmherziger Strenge auf das richtige Maß zurückführen. Wir ersparen uns dadurch manch unangenehme Szene und können uns manche Freude machen durch den Einblick in das sich uns öffnende Herz des niedrigen Mannes, wir unterstützen durch solches Vorgehen aber auch die Absicht des Gesetzgebers, der vorhandene Härten des Lebens zu lindern bestrebt war.

Es erschien uns gut, eine Abteilung für Unfallverletzte an unsere orthopädisch-chirurgische Anstalt anzugliedern. Denn einmal ist die Behandlung der Verletzten meist eine mechanische, die Massage und Maschinengymnastik und gelegentlich auch orthopädische Apparate, Prothesen u. dgl., erfordert, andererseits aber erblicken wir in den bisweilen nötigen blutigen oder unblutigen Eingriffen die willkommene Brücke, die unsere Verbindung mit der Mutter Chirurgie sichert.

Derlei Sekundäroperationen entbehren keineswegs immer des Interesses, sie bilden umgekehrt gerade bisweilen seltene Befunde. Als solche möchte ich zwei Fälle von Talusluxation nach außen resp. innen erwähnen, die zufällig zusammentrafen. Das eine Mal bestand starker Klumpfuß, bei dem anderen Patienten schwerer Plattfluß. Letzterer wurde durch Exstirpation des Sprungbeines sehr schön geheilt, der Klumpfuß wurde durch die gleiche Operation zwar auch beseitigt, doch entstand eine Versteifung des Sprunggelenkes.

Einen interessanten Zustand zeigte ein Mann mit doppelseitiger Quadricepszerreißung dicht über der Patella. Auf der einen früher verletzten Seite übernahm der sog. Reservestreckapparat die Streckung des Gelenkes, der frisch zerrissene Muskel der anderen Seite wurde mit Erfolg genäht, so daß der Mann nach einigen Wochen wieder mit normal beweglichem Gelenk zum Gehen kam.

Die Knochennaht wurde dreimal ausgeführt, einmal an beiden Unterschenkelknochen, die gebrochen und mit Einspiessung in die Wadenmuskulatur dislociert geheilt waren, so daß das Auftreten unmöglich war. Die Heilung erfolgte p. p., der Draht liegt seit einem Jahre reizlos, dem Gange ist nichts vom Hinken anzumerken. Ein andermal wurde das frakturierte Olecranon genäht und zu solider Heilung verbracht, die Funktion des Gelenks wurde normal, der Draht mußte nach sechs Wochen entfernt werden. Eine dritte Naht wurde am gebrochenen und dislocierten Unterkiefer nicht ohne Schwierigkeit angelegt, die Stellung der Zahnreihen fiel nach Wunsch aus.

Weit entfernt davon, eine übersichtliche Darstellung aller beobachteten Verletzungen geben zu wollen, möchte ich nur einige Eindrücke wiedergeben, die gewonnen wurden.

Die Folgen der Gehirnerschütterung mit oder ohne nachweisbare Fraktur zeigten sich als ungemein hartnäckig. Schwindel, Kopfschmerz, Schlaflosigkeit trotzten oft aller Therapie, einmal entwickelte sich unter unseren Augen eine schwere Psychose.

Neben funktionell tadellos geheilten Brüchen der Clavicula kamen einige zur Behandlung, die trotz mehrfacher Naht nicht fest konsolidiert waren oder die Beweglichkeit des Schultergelenkes beeinträchtigten.

Außer einer acromialen Luxation des Knochens, die funktionell nur mäßig störte, erregte unser Interesse eine durch Stoß gegen das Brustbein entstandene doppelseitige habituelle Luxatio praesternalis. Eine verkannte Schulterluxation wurde nach 6 Wochen ziemlich leicht unblutig reponiert, vielmehr Mühe machte die Nachbehandlung einer Anzahl von Luxationen, die teilweise Versteifung und Atrophie der gesamten Gelenkmuskulatur zurückließen. Auch eine

Plexuslähmung nach sofort reponierter Luxation kam uns zu Gesicht, desgleichen eine Radialislähmung nach Oberarmbruch, die langsam, aber vollkommen zurückging.

Die Ellbogenversteifungen waren zahlreich, schwer und unvollkommen zu beeinflussen, wenn sie auf Condylenbrüchen mit Dislokation und kallöser Verdickung beruhten, sehr viel dankbarer, wenn narbige Schrumpfung der Weichteile sie bedingte.

Einmal brachte plastische Verlängerung eines derben, durch Verbrennung erzeugten Narbenstranges Heilung.

Bei typischen Radiusbrüchen war es weniger die Dislokation, welche Störung der Handfunktion hervorrief, als vielmehr die Fingerversteifung. Gerade bei dieser die Erwerbsfähigkeit außerordentlich herabsetzenden Unfallfolge haben sich uns die Dampfbäder mit nachfolgender Massage und Gymnastik vorzüglich bewährt.

Ein halbes Dutzend Verletzte boten das Bild der traumatischen Wirbelsäulenerkrankung mit Versteifung, Schmerzhaftigkeit und langsam auftretender Kyphose, einmal auch mit Kyphoskoliose. Wenn wir auch durch Cellulosekorsette die Schmerzen zu lindern vermochten, so erwies sich doch durchweg die Prognose als ungünstig, eine Heilung sahen wir nicht.

Oft konnten wir die Diagnose einer Hüftkontusion durch die Feststellung eines eingekeilten Schenkelhalsbruches vervollständigen, freilich ohne dadurch die Prognose zu bessern, die durch dauernde Schmerzhaftigkeit und Versteifung des Hüftgelenkes getrübt wird.

Wenig Freude erlebten wir mit schwereren Distorsionen des Kniegelenkes, die mit Zerreißung des inneren Bandapparates verbunden waren. Leicht rezidivierender Hydrops blieb bestehen, einmal entwickelte sich außerdem unter unseren Augen zunehmendes Genu valgum bei einem außergewöhnlich großen Mann, so daß die Deformierung nur durch einen starken Schienenhülsenapparat aufgehalten werden konnte.

Zweimal sahen wir auch nach Abreißung des Ligamentum laterale am Knie große Exostosen entstehen, die aber die Funktion wenig beeinträchtigten.

Besonders häufig waren naturgemäß die Unterschenkel- und Knöchelbrüche, und der gar häufig darnach übrig gebliebene Plattfuß mahnte uns zur Vorsicht beim Einrichtèn und beim Anlegen des ersten Gipsverbandes.

Unter ambulanter Behandlung der Unterschenkelbrüche haben wir wiederholt hypertrophischen Callus entstanden gesehen, der störend wirkte. Offenbar war der funktionelle Reiz zu stark gewesen, so daß nur eine gemäßigte Anwendung dieser modernen Methode empfehlenswert scheint.

So können wir der vielgeschmähten und mißachteten Nachbehandlung manche Belehrung entnehmen, vorausgesetzt daß diese unsere Behandlung keine „mechanische" in des Wortes schlimmer Bedeutung ist.

Verlag von VEIT & COMP. in Leipzig.

CHIRURGISCH-ANATOMISCHES
VADEMECUM
für Studierende und Arzte
von
Wilhelm Roser,
weil. o. ö. Professor der Chirurgie an der Universität Marburg.

Neunte, sorgfältig umgearbeitete und mit der neuen anatomischer Nomenklatur versehene Auflage,
besorgt von
Dr. Karl Roser,
Specialarzt für Chirurgie in Wiesbaden.

Mit 145 Abbildungen.

8. 1897. geb. in Ganzleinen 6 ℳ.

Das Vademecum will die Aufmerksamkeit des Studierenden und des Arztes auf die praktisch wichtigen Thatsachen der topographischen Anatomie konzentrieren und zu den Präparierübungen an der Leiche anregen und anleiten. Diesen Zweck erfüllen namentlich die vielen Fensterschnitte und die dem Gedächtnis so willkommenen schematischen Zeichnungen, die in dieser Auflage wieder um sieben vermehrt worden sind. Unfruchtbare anatomische Einzelheiten haben keinen Platz in dem kleinen Buch gefunden. Wenn aber die Wichtigkeit einer bestimmten Thatsache besonders betont werden soll, dann wurde noch mit einigen Worten auf die Aufgaben des Chirurgen hingewiesen. Da diese Aufgaben, namentlich was die Chirurgie des Bauches betrifft, in den letzten Jahren wieder gewachsen sind, wurden in der hier vorliegenden Auflage viele topographische Ergänzungen und praktische Winke eingeschaltet.

Die von der Anatomischen Gesellschaft angenommene neue Nomenklatur ist in dieser Auflage ganz durchgeführt und im Anhange noch einmal, soweit sie den Gegenstand des Vademecums betrifft, mit der bisher gebräuchlichen Bezeichnung zusammengestellt.

LEHRBUCH
DER
KLEINEN CHIRURGIE
(Verbandlehre, Wundbehandlung, Massage u. s. w.)
für
Studierende und Ärzte
von
Dr. Gregor Urban,
Direktor des Marienkrankenhauses in Hamburg.

Mit 254 Abbildungen im Text.

8. 1896. geb. in Ganzleinen 7 ℳ.

Dies Lehrbuch der kleinen Chirurgie des langjährigen ersten Assistenten an der Leipziger chirurgischen Klinik enthält die therapeutische Chirurgie des täglichen Lebens. Anschließend an den auf den Universitäts-Kliniken üblichen Kursus der kleinen Chirurgie soll es zunächst ein Leitfaden für die Teilnehmer an diesen Kursen sein. Es bietet aber dadurch wesentlich mehr, daß es auch gar vieles, was an den großen Kliniken nicht gelehrt wird und zur Kenntnis der Studenten häufig nur durch besonders glückliche Umstände gelangt, behandelt, weil es sich die weitere Aufgabe gestellt hat, dem angehenden, sowie dem in der Praxis stehenden Arzt ein treuer Berater bei allen Maßnahmen zu sein, die der Beruf täglich auf chirurgischem Gebiet an ihn stellt. Urbans 254 Abbildungen enthaltende kleine Chirurgie ist ein für jeden Praktiker *höchst nützliches*, fast *unentbehrliches Buch.*

Druck von Metzger & Wittig in Leipzig.

FSC
www.fsc.org
MIX
Papier | Fördert
gute Waldnutzung
FSC® C083411

Zeitfracht Medien GmbH
Ferdinand-Jühlke-Straße 7
99095 Erfurt, Deutschland
produktsicherheit@kolibri360.de